1. Auflage        Dezember 2020
Verlagsanschrift    Kreuzstraße 23
                 D-91077 Neunkirchen     Deutschland
Satz und Layout     © IPM Edition
                 helmut.moldaschl@gmx.net

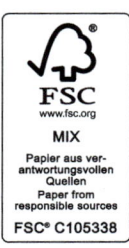

Bibliografische Information der Deutschen Nationalbibliothek:
Die Deutsche Nationalbibliothek verzeichnet diese Publikation in der Deutschen
Nationalbibliografie; detaillierte bibliografische Daten sind im Internet über
http://dnb.dnb.de abrufbar.

Herstellung und Verlag
© 2020   ISBN  9783752646986
BoD – Books on Demand, Norderstedt

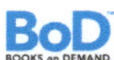

Helmut  Moldaschl

# CORONA
# Die Maskierung der Angst

Sachbuch

BoD – Books on Demand, Norderstedt

© 2020  ISBN  9783752646986

# Inhalt

## Abbildungen

# 1   Unwissen, Angst und Zuversicht

Die Maßnahmen gegen die Epidemie entwickelten sich so schnell wie diese selbst und alles mündete blitzartig in weltweitem Chaos. Bis heute weiß niemand so recht weshalb und doch taten all die Lenker so, als ob sie alles jederzeit im Griff hätten.

Lassen wir deshalb zur Einstimmung zwei österreichische Politiker kurz zu Wort kommen. Ihre Ausführungen zeigen ihre Empfindungen von der Lage.

## 1.1   Der Österreichische Bundespräsident

Seit 1965 wird am 26. Oktober der österreichische Nationalfeiertag begangen. Eingeführt per Gesetz vom 25. April 1919 für die Erste Republik Österreich. Bei diesem Anlass sprechen namhafte Politiker an die Öffentlichkeit. Wir betrachten einen Ausschnitt der Rede des österreichischen Bundespräsidenten Alexander Van der Bellen und die Antwort des ehemaligen Innenministers Herbert Kickl.

In seiner Fernsehansprache zum Nationalfeiertag hatte der österreichische Bundespräsident die Österreicherinnen und Österreicher in der vom ORF übertragenen Rede aufgefordert, sich von der Coronavirus-Pandemie nicht unterkriegen zu lassen. ‚Österreich wird das bewältigen. Miteinander.'

Er rief die Bevölkerung auf, die Coronavirus-Regeln einzuhalten und die Ungeduld in etwas Positives umzuwandeln. Wut und Angst wären schlechte Ratgeber. Nicht wechselseitig sollten Schuldige gesucht werden, sondern man solle die Pandemie mit Wissenschaft, Vernunft und Mitgefühl bekämpfen. Nur mit faktenbasiertem Handeln und mit rechtzeitiger, verständlicher, nachvollziehbarer Kommunikation wäre das  Virus in den Griff zu bekommen.

Die CoVid-Krise greife das menschliche Grundbedürfnis nach Sicherheit, Nähe und Gemeinschaft direkt an. Für den Augenblick sei es aber notwendig, die Situation zu akzeptieren, vor allem aber die Corona-Regeln einzuhalten: ‚Sie wissen schon: Hände waschen, Abstand halten, Mund-Nasen-Schutz tragen, Stopp-Corona-App verwenden und die anderen wichtigen Maßnahmen.'

Dass man in Europa nach anfänglichen Schwierigkeiten wieder mehr zueinander finden solle. Das 750 Milliarden Euro schwere EU-Investitionspaket die ‚Basis wäre für eine Zukunft, in der unser Land, unser Kontinent wieder aufblühen würden.' In der Hoffnung, dass man dann am Nationalfeiertag des kommenden Jahres das Schlimmste hinter sich habe und man zurückblicken könne auf diese unwirkliche Zeit.

‚Wir haben niemals, auch nicht in der schwierigsten Zeit, unsere Vernunft, unser Mitgefühl, unsere Gemeinschaft vergessen. Denn darauf ist unsere wunderschöne Heimat gebaut.'

Ein dezenter Hinweis des Staatsoberhauptes auf die hilflos wirkenden diffusen Aktionen der österreichischen Regierung am Anfang der Pandemie. Wie schaffte es ein uralter Mann, mit so wenigen Worten so viel Furcht, Last und Kummer auszubreiten.

## 1.2   Der ehemalige Österreichische Innenminister

Von 18. Dezember 2017 bis 22. Mai 2019 war Herbert Kickl Bundesminister für Inneres gewesen. Auf Facebook kritisierte der FPÖ-Politiker nun die Ansprache des Bundespräsidenten. Van der Bellen wäre nicht auf die Frustration und die Wut der Bevölkerung eingegangen, nicht auf die seit Monaten anhaltende Unfähigkeit und Planlosigkeit der Regierung, nicht auf ihre unverantwortliche Angststrategie.

‚Ein Bundespräsident solle nicht zur aktuellen Situation schweigen, um sich dann über die Stimmungslage zu wundern.'[1]

Doch was sollte dieser denn fertigbringen, bei so viel Unsicherheit, wie sie sich später auch noch katastrophal entwickeln würde.

## 1.3   Helmut Moldaschl | Kernphysiker

Als Physiker und Mathematiker studierte ich auch gelegentlich etwas Psychologie. Immer schon interessierten mich die Menschen.

Nach der Promotion in Wien war ich einige Zeit Assistent an der Wiener Universität, unmittelbar darauf einige Jahrzehnte in einem deutschen Unternehmen, unter anderem verantwortlich für die kerntechnische Auslegung

---

[1] https://www.oe24.at/oesterreich/politik/kickl-mit-wut-posting-gegen-van-der-bellen/451639177

von Druckwasserreaktoren, für die Sicherheit dieses Reaktortyps, die Entwicklung und Schulung von Berechnungsmethoden und das Qualitätsmanagement.

Wenige Jahre nach meinem beruflichen Ausscheiden hatte man bei mir Magenkrebs in weit fortgeschrittenem Stadium festgestellt.[2] Hoffnungslos sei das Ganze, hatte man befunden, was zu meiner Begegnung mit Professor Hohenberger führte.

Ab September 2004 war ich sein Patient, zwei Jahre später fuhr ich mit dem Fahrrad zum ersten Mal von Nürnberg nach Nizza.

Mehr als ein Jahrzehnt danach schrieben Hohenberger und ich unser gemeinsames Buch, in dem wir ausführlich über unsere persönliche Beziehung erzählten.[3] Über Wissen, Halbwissen, Unwissen und über Missverständnisse. Und das würde bald auch bei Corona massenhaft und mit verheerenden Wirkungen auftreten.

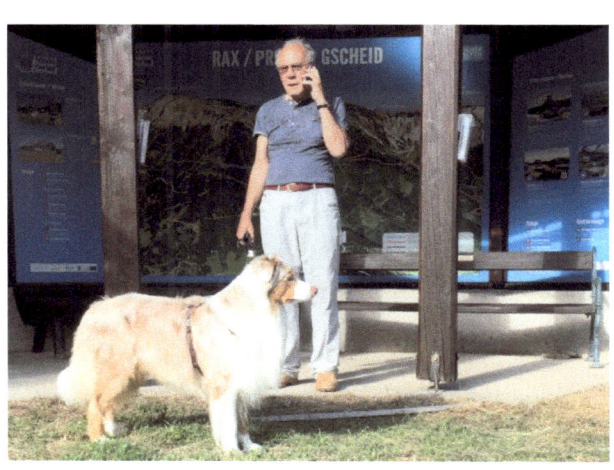

2019
Helmut
Moldaschl
mit
Alexander

[2] Helmut Moldaschl: Diagnose Magenkrebs – Eine Autobiographie
Verlag: Books on Demand; Auflage: 1 (14. Mai 2018)
ISBN-13: 978-3752859751

[3] Werner Hohenberger, Helmut Moldaschl
Arzt–Patienten–Kommunikation – Ein Patient und sein Chirurg im Zwiegespräch
Verlag: De Gruyter; Auflage: 1 (24. September 2018)
ISBN-13: 978-311060956

## 2    Magische Zahlen einer Epidemie

Wenn man aufgrund irreführend definierter Infektionswerte – denn beispielsweise bedeutet *infiziert* nicht *infektiös, ansteckend* –, schon nach einer angeblichen Ersten ‚Welle' von einer *Zweiten Welle* und dann von einer *Dritten heran rollenden Welle* von Infizierten spricht – und man noch nicht einmal Ursache, Inhalt und Wirkung der *Ersten Welle* verstanden hat, weil diese ‚Wellen' keine Wellen sind, sich in der Bevölkerung aber schon fast zwingend die Vorstellung eines Ansteckungs-Tsunamis manifestiert–, so fragt man, wieso Zahlen in wenig überzeugendem Kontext dunkle Einflüsse suggerieren können.

Bald wird wohl alles Leben ausgelöscht sein. Seit Monaten treibt die Angst europäische Bürger in Massen vor sich her, und ein Ende ist nicht absehbar. Hoffentlich kann uns eine Impfung retten...

Unterstützt wird eine Magie neuartiger Infektionen durch die Unterlegung mit schrecklichen Sterbezahlen. Sie werden den Klinikbetrieb niederringen. Egal weshalb und woher diese Informationen stammen, sie üben emotionalen Druck auf die Bevölkerung aus. Bald werden welche an dieser neuartigen Krankheit sterben, und viele von ihnen werden wir kennen. So weissagen es Politiker und selbst wenn wir im Moment entkommen, wird uns dieses Virus den Rest unseres Lebens auf den Fersen bleiben.

Schon eine Reihe nackter Zahlen kann eine fürchterliche Krankheit herbeizaubern, und so sind wir bereit die Psyche Hunderttausender Kinder zu opfern, nur um einige Hundertjährige zu retten.

Was uns da laufend so eindringlich beschrieben wird, gebiert eine Vielzahl von Maßnahmen, welche die Pandemie im Zaum halten sollen. *Abstand, Maske, Impfung, Lockdown, Quarantäne.* Mit Tricks dieser Art und wenn wir brav sind, werden wir einigermaßen unbeschadet davonkommen. Zumindest eine Zeit lang. Auch bei der bevorstehenden Not-Impfung müssen wir konsequent bleiben, dem Rat selbst ernannter Fachleute folgen, Epidemiologen, Ärzten, Managern, Politikern, Reportern, allen die sich in dieser Problematik auskennen, die Bescheid wissen. Mit der notwendigen Beharrlichkeit, so sagen sie, werden wir gemeinsam das Unheil abwenden können. Müssen auf uns und die anderen schauen.

Andernfalls müssen wir mit einer *Triage* rechnen, mit der Rückstellung lebens-
erhaltender Maßnahmen, bei technischen und medizinischen Engpässen, wie
während der beiden Weltkriege. Letztendlich Maßnahmen, die wir derzeit unserem Ungehorsam zuzuschreiben hätten. Fehlender Medizin, fehlenden Betten.
Nach solchen Androhungen, mit denen die Angst der Bevölkerung geschürt
worden war, hatten selbst gestandene Epidemiologen beschlossen das diffuse
Covid-19 Schlachtfeld zu verlassen, um mit Hilfe neuer Virenstämme wieder in
Ruhe nach der lauteren epidemiologischen Wahrheit zu forschen.

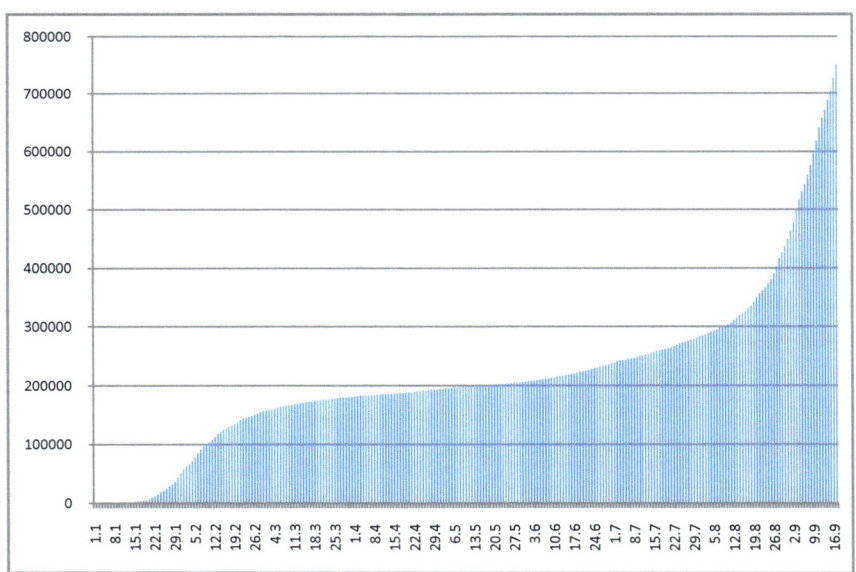

Abbildung 1: Summe gemessener Infektionen, Ende 2020
Johns Hopkins University[4]

Bevor man sich als unwissender Bürger einer undifferenzierten Furcht vor
Corona hinzugeben und allem zu folgen bereit ist, was Politiker und Polizei
befehlen, sollte man sich sachkundig machen. Man wird dann erfahren, dass
sich beim Auftreten eines neuen Virustyps ohne unser Zutun bald ein dynami-
sches Gleichgewicht zwischen seinen Attacken und der Verteidigungsarmee
unseres körpereigenen Immunsystems einstellt. Eine neue Epidemie wird man
mit diesem Wissen zwar nicht gleich in die Knie zwingen – sie wird auch sonst
niemals zu Ende sein –, doch wird sie irgendwann auf einem Infektionsniveau

---

[4] https://www.jhu.edu/

ankommen, auf dem man mit ihr nahezu gefahrlos kooperieren kann. In der Zeit dazwischen kann es freilich ein wenig strenger einhergehen, als das in den scheinbar sicheren Zeiten davor der Fall war.

Bei jeder Virus-Mutante aber, und solche werden sich bald zeigen, wird das Spiel von neuem beginnen, und das wird auch bei Covid-19 und den Nachfolgern so sein. Bis dahin könnten wir verschreckt und angsterfüllt auf die neuen Varianten warten und auf die Ideen unserer Beschützer in Politik, Wirtschaft und Wissenschaft.

Kennt das Immunsystem ein Virus bereits und seine Brüder und Schwestern, wie das bei einer der vielen Mutationen der jährlich wiederkommenden Influenza so ist, dann wird der Einschwingvorgang schneller verlaufen, der Ablauf etwas harmonischer sein, als wenn seine Eigenschaften dem Immunsystem völlig fremd sind und das Virus wie Covid-19 ungebremst hereinkracht. So kann es sein, muss aber nicht so sein.

Eine funktionierende Impfung soll die Vorstellung des neuen Besuchers beschleunigen und die Wahrscheinlichkeit zu erkranken verringern, man würde das alles auch gut verfolgen können, versprechen sie uns, sich vor Impfschäden irgendwie schützen können. Was die neue Not-Impfung alles hervorbringen wird wissen wir noch nicht. Doch es wird alles gutgehen, die Unfruchtbarkeit der Menschheit nach einigen Generationen wird wohl ausbleiben, vielleicht oder gar vielleicht sicher eine dramatische Übervölkerung. Man wird schon sehen. Erst mal das Ganze bremsen.

Eine vollständige Verhinderung von Erkrankungsrisiken ist in weltweitem Umfang bisher noch nicht gelungen. Keines der Viren ist vollständig ausgerottet. Auch die Pocken sind es nicht, obwohl 1980 die WHO das einfach so definiert hat. Sie sind halt immer noch irgendwie da. Wie die Ratten halt. Alle Viren sind irgendwo auf Tauchstation, kurven unauslöschlich im Weltall herum und kommen immer wieder einmal auf Besuch vorbei, und so hat die Menschheit viele Epidemien durchlaufen, ohne es zu bemerken. Beispielsweise die alljährlichen Grippeepidemien.

Durch sie waren tausende Menschen gestorben. Ende 1918 weit mehr als durch den Krieg davor. Niemand konnte das verfolgen, doch jetzt sind unsere Testmethoden so gut und schlau, dass wir stets wissen, wann wir Angst haben sollten.

Dazu erhalten wir jeden Tag per zuverlässige PCR-Tests, die Anzahl der neu Infizierten und die Koordinaten der Parkplätze vor Bahnhöfen und Supermärkten, auf denen wir von wann bis wann Maske zu tragen haben, um nicht dort gleich nach dem neuesten Test schon wieder zu erkranken.

Wenn man den Test-Schwächen nachgeht und am Testergebnis zweifelt, ist man ein Verschwörungstheoretiker und hat grundsätzlich verloren. Also niemals fragen. Doch wenn man die Zusammenhänge nicht kennt, aber grundsätzlich gläubig ist, glaubt man den realen Infektionsverlauf erfassen und sich mit permanenten und möglichst häufigen Messungen der Epidemie entziehen zu können.

Doch man irrt: Derzeit weiß beispielsweise niemand, weshalb die Summe der Infektionen (Abbildung 1) diese merkwürdige Form hat und so deutet man den Anstieg ab Ende Mai 2020 sicherheitshalber als Beginn einer *Zweiten Welle*.

Tatsächlich sind die Verteilungen der Infektionsmengen (RKI nennt es *Fallzahlen*) weder Wellen noch Schwingungen, sondern eben statistische Verteilungen von Daten. Sogenannte *Distributionen*. Das hat nichts mit Schwingungen zu tun und nichts mit Wellen. Auch die Schulnoten der Kinder schwingen nicht. Was sollte an Häufigkeiten schwingen?

Stellt man die Daten aus Abbildung 1 in etwas anderer Art dar (Abbildung 2), dann scheint plötzlich etwas zu schwingen. Doch auch hier schwingt nichts. Die Anzahl der Deutschen, diese 83 Millionen, liegen überdies in dieser Abbildung 160 Meter oberhalb der Abbildung: 83 Millionen zu 25 Tausend ist die Relation.

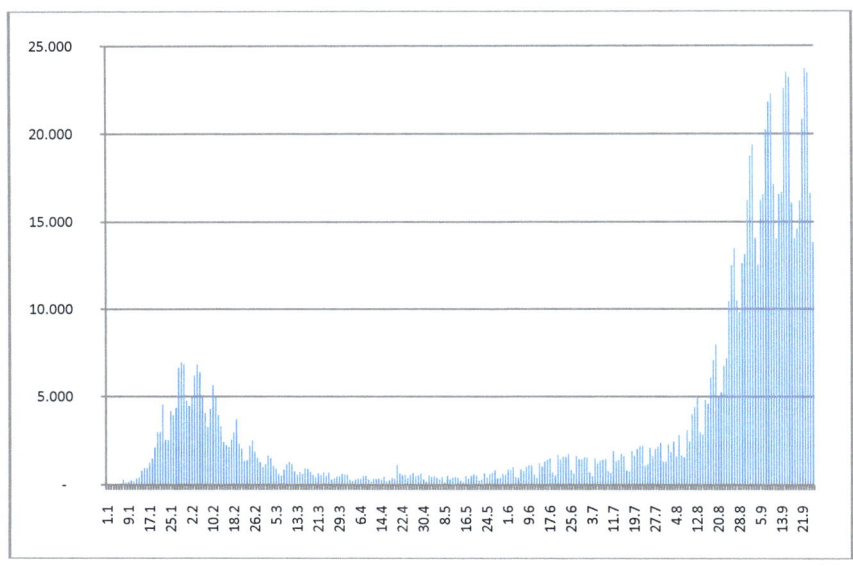

Abbildung 2: Täglicher Zuwachs der Infektionen
$z = I(t) - I(t-1)$

Daran können Sie erkennen, wie irreführend winzig die Peaks sind. Es sind also dieselben Daten, und der Verlauf ist scheinbar ein völlig anderer. Wenn der Millionär eine Zeitung kauft: wie viel fehlt ihm dann in seinem Geldbeutel?

Jetzt meint man ab etwa 09.06.2020 den Beginn einer Zweiten Welle erkennen zu können. Der Millionär seine Schulden. Doch es sind dieselben Daten, nur ist eben die Infektionsdifferenz dargestellt. Es sind Differenzen in Relation zum Ganzen.

Noch deutlicher kann man das erkennen, wenn man den Verlauf der Quotienten k aufeinander folgender Summen der Infektionszahlen darstellt: k = I (t) / I (t-1); (I(t) ist die Summe der Infektionszahlen heute, I(t-1) war die Summe der Infektionszahlen gestern)

I(t) sind wieder die Daten, die auch Abbildung 1 zugrunde lagen. Nun erhalten wir Abbildung 3: Entwicklung des relativen Infektionsniveaus I (t) = k* I(t-1) und die Sache sieht wieder anders aus: jetzt ist die Zweite Welle fast unsichtbar. Das liegt an diesen 160 Metern, die wir nun in der Abbildung vorliegen haben. Durch den Quotienten!

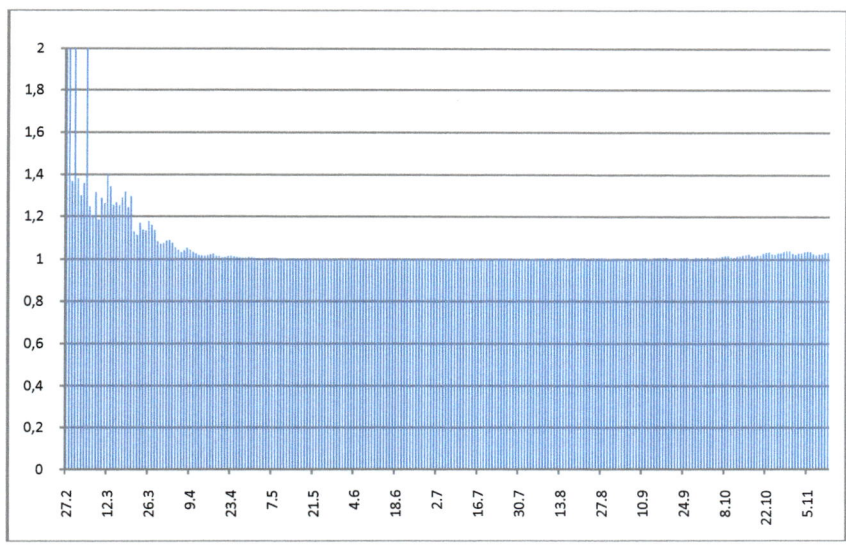

Abbildung 3: Entwicklung des relativen Infektionsniveaus
k* I(t-1) = I(t)

Ob man nun Daten von Johns Hopkins darstellt oder jene des Robert Koch Instituts RKI ist völlig gleichgültig. Aus keinem der beiden Datensets ist unmittelbar zu erfassen, dass jeweils allen Abbildungen dieselben Grunddaten zugrunde liegen.

Abbildung 3 jedenfalls wäre nur noch eine winzige *Zweite Welle* zu erkennen, selbst wenn es sie gäbe: Ist das eine Täuschung? Ein Fehler im Druck? Nichts von alldem. Es sind Verteilungen, und diese sind so winzig, dass man sie kaum erkennen kann. Das ist die Relation der Gefahr, in der wir schweben.

Sagen Sie jetzt bitte nicht „Aber die vielen Toten!" Jeder ist einer zu viel, doch war das auch bei der letzten Grippe so. Jedes Jahr gab es eine Grippe irgendwo. Wir hatten es nur nicht gemerkt, weil wir nicht gemessen haben. Und diese Grippen waren keineswegs ungefährlicher als es nun Covid-19 ist.

Betrachten Sie also, ich bitte Sie, in Abbildung 16: Sterbefälle Jährlicher Verlauf 2016 - 2020. Covid-19 ist auch dabei und es ist wahrlich kein gefährlicher Ausreißer.

Jeder von Ihnen kann jetzt, wenn er möchte aus jeder der drei Abbildungen eine zweite Welle herauslesen und mit dieser Vermutung ein Land wirtschaftlich ruinieren und dessen Bevölkerung in Angst und Schrecken versetzen.

Wenn er sich seiner Sache nicht ganz sicher ist, kann er einfach darüber demokratisch abstimmen, dann kann er später nach Gründen für seine Entscheidung suchen und die Verantwortung seines Motivs für Lockdowns, Quarantänen und Maskentragungen aller Art anderen zuschieben, und es ist nicht schwer, für die Abrechnung 2021 vorauszusehen, dass das so kommen wird. Sie werden sich alle wegdrücken. Keiner wird die Verantwortung für den Unsinn übernehmen. Alle werden sie weiter taktieren, begründen, verschleiern, lügen und betrügen.

Und sie werden dann von den Intensivbetten reden, und wem sie nicht mehr helfen konnten, weil die Verschwörungstheoretiker solche dämlichen Bücher schreiben, wie dieses hier. Darin wird das ganze Unheil liegen.

Daher beschreibt der schwedische Staatsepidemiologe Nils Anders Tegnell die Situation folgendermaßen:

‚Wir arbeiten mit Infektionskrankheiten und wissen deshalb, dass sich dieser Typ von Krankheit weiter ausbreiten wird bis wir Immunität in der Bevölkerung erreicht haben ... einen anderen Weg um es zu stoppen gibt es nicht.'

So erkennt man nun aus Abbildung 1 nichts anderes, als den Beginn des Aufschwungs vom aktuellen Infektionsniveau von einer Million Infizierte (Ende November 2020) bis irgendwann auf das Niveau der Herdenimmunität: das wären dann mindestens 30 bis 50 Millionen Infizierte in Deutschland.

Wir würden diesen natürlichen Vorgang nicht bremsen können, doch haben wir nach der Interpretation der Messungen des RKI erst weniger als 3 % des Weges hinter uns. Es sei denn, die Messungen wären völlig falsch oder sehr unsicher. Vermutlich sind sie sehr unsicher. Dann wären wir jetzt auf irgendeinem niedrigen Infektionsniveau und wir kennten es nicht einmal.

Wovor sollten wir uns also schützen wollen? Vor den nächsten schrecklichen Peaks und der Tatsache, dass die Gesundheitsämter nicht mehr nachkommen, den volllaufenden Kahn mit Kaffeelöffeln leerpumpen zu wollen?

Weshalb aber, so die Frage, machen wir einen solchen Zirkus, gefährden die soziale Harmonie, die Entwicklung unserer Kinder und unsere Wirtschaft? Machen uns ein ganzes Jahr kaputt! Vielleicht auch noch das Nächste? Ist die Welt schon verblödet?

Die Chinesen sind es nicht.

# 3  Wozu Corona?

Merkwürdige Frage, werden Sie denken, aber beim genauen Hinsehen entdeckt man Gründe, die man vorher nicht erkannt hatte. Corona tritt auf wie eine Prüfung, eine Gelegenheit für die Menschheit, ihre durch und durch orientierungslose Position zu überprüfen. Gibt es also doch einen Sinn des ganzen Spektrums an Aktionismus, Chaos und Täuschungen, mit dem die Bevölkerung weltweit in Angst und Schrecken versetzt und Teile der Wirtschaft lahmgelegt werden?[5][6] Wozu sollte das dienen![7] Die Fallzahlen allein, wie sie derzeit präsentiert werden, können kein Kriterium sein. Das macht schon deswegen keinen Sinn, weil es keine Referenzgröße für diese Zahlen gibt, keine Relation nach der sie bewertet werden.

Wer also sollte Interesse an der Eindämmung dieser Krankheit haben, außer die Alten und Kranken, die Angst vor ihrer Einsamkeit und dem einzigen Ausgang daraus haben: die Intensivstation.

Jeder der Braintrust Workers hat die Lösung des Problems im Kopf und in der Tasche, aber niemand von ihnen hat die geringste Lust etwas dagegen zu tun. Warum sollte er auch, niemand will sich diesen neuartigen Super Job kaputt machen.

Warum sollte Microsoft durch Verrat der Virusidee das neue Geschäftsfeld eines weltweiten Homeoffice gefährden, warum Apple seinen Computerverkauf für eine völlig neue Anti-Büro-Industrie und Amazon die Lieferung des ganzen überflüssigen Krams direkt in Locked Houses. Warum sollte ein Gesundheitsminister wieder als Lehrer in seine Grundschule zurückkehren, ein Veterinärmediziner zu seinen Vierbeinern und ein Politiker in seine Pleitebank, wo man doch jetzt an seinen Lippen hängt, wenn er genau dasselbe sagt wie früher, aber alle darüber gelacht haben. Er wäre verrückt wenn er zurückkehrte. Deshalb hat er beschlossen, weiterhin Gelder in die EU und in seine Brieftasche zu stecken.

Er könnte auch gar nicht mehr zurück in seinen Job von früher. Wo er längst seine Reputation als Banker verloren hat müsste er jetzt zugeben, im neuartigen

---

[5] https://www.n-tv.de/panorama/RKI-meldet-14-964-Neuinfektionen-article22129162.html

[6] https://www.n-tv.de/panorama/Bayerisches-Labor-liefert-falsche-Testergebnisse-article22129091.html

[7] https://www.youtube.com/watch?v=ebPB5egg4X4&feature=youtu.be

Job nur Unsinn geredet und getrieben und das Wirtschaftsystem ruiniert zu haben, vielleicht sogar ohne es zu wollen, denn hätte er die Zusammenhänge begriffen, wäre ihm das Ganze niemals so perfekt gelungen.

Also haben sie sich festgelegt, und jetzt sollten sie freiwillig einen Rückzug in die Normalität starten, um in dieser unterzugehen? Nein, wenn schon, dann ginge das nur wenn die Infektionszahlen sänken. Das wäre der einzige Ausweg aus dem selbstgemachten Dilemma. Aber wie tun? Es gäbe eine Lösung auszusteigen, ohne die Zahlen brutal manipulieren zu müssen. Man bräuchte wieder einen Parameter, den man zu definieren hätte, ihn einbauen müsste in die Theorie eines einfachen Parametermodells, das sinkende Zahlen ergäbe. Niemand würde es merken, außer ein paar im Silicon Valley und diese würden schweigen.

So verdienen sie also alle weiter an Corona. Jene, die ihr Geschäft inzwischen geschlossen haben, kriegen nun mehr Geld als sie bisher mit ihren bedruckten T-Shirts verdienen konnten. Schauspieler auf zweitklassigen Bühnen konnten vorher mit ihrer Leistung nicht einmal ihr Leasing verdienen. Jetzt brauchen sie für die wenigen Prozente, die ihnen noch auf Hundert fehlen, keinen Fingerstrich zu tun.

Übrig bleiben welche aus der Risikogruppe. Sie hängen seekrank an der Reling eines Kreuzfahrtschiffes und fühlen sich schlecht, weil sie Angst haben sterben zu müssen, ohne wenigstens ein letztes Mal in Kapalua gesurft zu haben.

Wie aber ist das Ganze in unser Leben getreten?

# 4   Chronologie

Das neuartige Coronavirus trägt die offizielle Bezeichnung *SARS-CoV-2*. Es ruft eine Atemwegserkrankung mit dem offiziellen Namen *COVID-19* hervor. Das Virus ist von Mensch zu Mensch übertragbar. [8]

Eine Pandemie ändert sich fortwährend, darum ändern sich auch die Zusammenhänge und die Informationen darüber. So werden sich auch die Inhalte der nachfolgenden Kapitel über die neue Atemwegserkrankung fortwährend ändern, und nicht so bald werden wir zu einer endgültigen Auffassung über die Wirkung des Virus kommen. Irgendwann wird die Wirtschaft auf dem Nullpunkt sein, doch wird niemand richtig wissen, was los war. [9]

Die *COVID-19-Pandemie,* auch *Corona-(Virus)-Pandemie* oder *Corona-(Virus)-Krise* ist der weltweite Ausbruch dieser neuen Atemwegserkrankung *COVID-19* (*Corona*).

- Am 31. Dezember 2019 wird in Wuhan in China der Ausbruch einer Lungenentzündung mit unbekannter Ursache bestätigt.

- Ab Januar 2020 entwickelt sich die Krankheit zur Epidemie in China

- Am 11. Februar 2020 schlägt die WHO den Namen *COVID-19* für die Epidemie vor

- Am 11. März 2020 erklärt die WHO die bisherige *Epidemie* offiziell zu einer weltweiten *Pandemie.*

Verursacht wird die Erkrankung durch eine Infektion mit dem bis dahin unbekannten Coronavirus *SARS-CoV-2*. In zahlreichen Ländern der Welt gibt es im Verlauf der Pandemie massive Einschnitte in das öffentliche Leben und in das Privatleben vieler Menschen. Einige Historiker beurteilen die Pandemie als historische Zäsur.

Zu den gesamtgesellschaftlichen Auswirkungen der COVID-19-Pandemie gehört auch die nachfolgende  Wirtschaftskrise 2020.

---

[8] https://de.m.wikipedia.org/wiki/COVID-19-Pandemie_in_Schweden
[9] https://de.m.wikipedia.org/wiki/COVID-19-Pandemie

Die dritte und bisher verheerendste Pandemie des 21. Jahrhunderts wird weltweit in großem Rahmen von den Medien begleitet und ist damit buchstäblich ein warnendes Beispiel für die rasche Ausbreitung einer solche Krankheit in einer vernetzten und globalisierten Welt.

- Am 13. Januar 2020 tritt in Thailand die erste durch einen Labortest bestätigte Corona-Infektion außerhalb Chinas auf,

- außerhalb Asiens erstmals am 23. Januar 2020 in den USA

In beiden Fällen gibt es eine Verbindung zu Reisen von oder nach Wuhan. Um einer Ausbreitung in Staaten ohne leistungsfähige Gesundheitssysteme entgegenzuwirken, wird am 30. Januar 2020 von der Weltgesundheitsorganisation (WHO) die Coronavirus-Pandemie zur *Gesundheitlichen Notlage internationaler Tragweite* erklärt.

- Der erste Corona-bedingte Todesfall außerhalb Chinas wird Anfang Februar 2020 auf den Philippinen registriert; es handelt sich um einen Chinesen aus Wuhan.

- Am 9. Februar 2020 übersteigt die Zahl der registrierten Todesfälle mit über 800 bereits die Gesamtzahl der Todesfälle der SARS-Pandemie 2002/2003.

- Am 15. Februar 2020 verstirbt ein achtzigjähriger Chinese in Frankreich an den Folgen einer Corona-Infektion. Der chinesische Tourist ist das erste Todesopfer der COVID-19-Pandemie in Frankreich und das erste außerhalb Asiens.

- Am 23. Februar 2020 werden zwei Europäer Opfer der COVID-19-Pandemie in Italien.

- Ab dem 28. Februar 2020 schätzt die WHO in ihren Berichten das Risiko auf globaler Ebene als *sehr hoch* ein (englisch WHO risk assessment, global level: very high), zuvor als *hoch*.

- Am 19. März 2020 meldet Italien erstmals mehr Todesopfer als China. Mitte März 2020 gibt es Infektionsfälle in China, Italien, Spanien, im Iran, in Deutschland, Frankreich und den USA; aus China werden nur noch wenige Neuinfektionen gemeldet.

- Ende März 2020 steigt die Zahl der Corona-Infektionen in den USA stark an; damit werden auch die Vereinigten Staaten neben Europa und China zu einem Brennpunkt (*Hotspot*) der weltweiten COVID-19-Pandemie.

- Im Mai und Juni 2020 entwickelt sich Lateinamerika zum neuen Zentrum der Coronavirus-Pandemie; besonders davon betroffen sind Brasilien, Peru, Chile, Mexiko, Kolumbien, Argentinien, Ecuador und Bolivien.

- Ende August 2020 meldet Indien zum ersten Mal die höchste Zahl an Neuinfektionen innerhalb eines Tages weltweit. Damit wird Indien zum neuen Zentrum der Pandemie.

# 5   Covid-19 Fallzahlen

Ein erster Überblick was los ist. Was sind die Spieler im Gefecht?

Grundelemente einer Pandemie oder Epidemie; sie werden uns immer wieder begegnen:

**Suszeptibel** – nicht infiziert, nicht immunisiert, nicht geimpft;
**Kontaminiert** – angespuckt, verschmutzt
**Infiziert** – von einem Infektionserreger kontaktiert
**Infektiöse** – kann eine Krankheit durch Infektion weitergeben
**Erkrankt** – Störung normaler Funktionen
**Immunisiert** – gegen Bakterien oder Viren gefeit
**Verstorbene** [10]

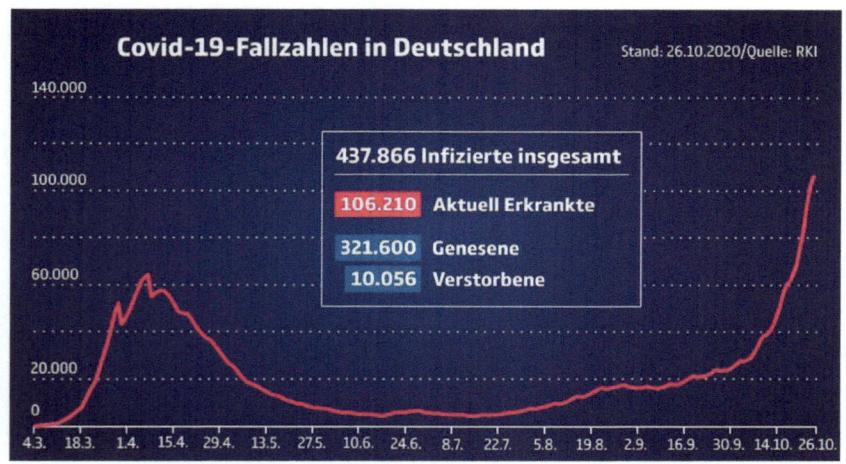

Es werden die bundesweit einheitlich erfassten und an das Robert Koch-Institut (RKI) übermittelten Daten zu bestätigten Covid-19-Fällen dargestellt. Die Anzahl der Genesenen wird vom RKI geschätzt.
*Foto: Bundesregierung*

Abbildung 4: Covid-19-Fallzahlen in Deutschland

---

[10] https://www.bundesregierung.de/breg-de/themen/coronavirus/fallzahlen-coronavirus-1738210

## Grunddaten        Stand 25.10.2020

https://www.bundesregierung.de/breg-de/themen/coronavirus/fallzahlen-coronavirus-1738210

| Input | | SIR | |
|---|---|---|---|
| Beginn Epidemie, Annahme | Datum | 01.01.2020 | |
| Aktuelles Datum | Datum | 25.10.2020 | |
| Dauer Epidemie, aktuell | Tage | 298 | |

| Result | | | | |
|---|---|---|---|---|
| Zeitraum Epidemie | Infizierte | I | 429181 | |
| | Erkrankte | | 102049 | |
| | Verstorbene | | 10032 | |
| | Genesene, RKI Schätzung | R | 317100 | |
| Zeitraum 1 Jahr | Infizierte | I | 525675 | |
| | Erkrankte | | 124993 | |
| | Verstorbene | | 12288 | |
| | Genesene, RKI Schätzung | R | 388394 | |
| Zeitraum 1 Tag | Infizierte | I | 1440 | |
| | Erkrankte | | 342 | |
| | Verstorbene | | 34 | |
| | Genesene, RKI Schätzung | R | 1064 | |
| Erkrankte pro Infektion | E | | 0,238 | 23,8% |
| Genesene pro Infektion | G | | 0,739 | 73,9% |
| Suszeptible (nicht E, nicht G) | R = 1 - E - G | | 0,023 | 2,3% |
| Alle | | | 1,000 | 100,0% |
| Verstorbene pro Infektion | | | 0,023 | 2,3% |
| Verstorbene pro Erkrankung | | | 0,098 | 9,8% |

Abbildung 5: Erste Epidemiedaten Deutschland

23,8 % mit Covid-19 Infizierter erkranken und werden damit infektiös
9,8 % der Erkrankten versterben
Das Risiko als Infizierter zu versterben beträgt also 2,3 %

Siehe Abbildung 16: Sterbefälle Jährlicher Verlauf 2016 - 2020: Vergleichen Sie
beispielsweise den Verlauf von Covid-19 mit dem Grippeverlauf von 2018: wie
gefährlich ist also Covid-19 im Vergleich mit dieser Grippe?

# 6   Was ist Covid-19

Nach Angaben der der WHO wurde die in Europa im Februar 2020 erstmals aufgetretene Lungenerkrankung durch ein Coronavirus aus China verursacht: *Covid-19* (abgekürzt aus dem Englischen: *Corona Virus Disease 2019*) [11] [12]

Zugleich erhielt auch der Erreger, das ‚neuartige' Coronavirus, das bisher vorläufig 2019-nCoV genannt worden war, einen eigenen Namen: *SARS-CoV-2*. Dieser sollte künftige für wissenschaftliche Berichte in Studien geführt werden.

Der Namensgeber des Erregers, die Coronavirus-Studiengruppe des Internationalen Komitees zur Taxonomie von Viren (*International Committee on Taxonomy of Viruses*) bezieht sich mit dem Namen *SARS-CoV-2* auf die enge Verwandtschaft zum SARS-Virus (SARS-CoV), an dem 2002/2003 Hunderte Menschen gestorben waren.

Die Viren sind Experten zufolge Varianten ein und derselben Virusart.

Coronaviren wurden nach Angaben des Robert Koch Instituts erstmals Mitte der 1960er Jahre identifiziert. Sie können Menschen und Tiere infizieren.

Sieben Vertreter dieser Gruppe verursachen beim Menschen Atemwegserkrankungen - von gewöhnlichen Erkältungen bis zu gefährlichen oder gar potentiell tödlich verlaufenden Krankheiten wie SARS. Von dreien – das neue Coronavirus SARS-CoV-2 eingerechnet - ist bekannt, dass sie mitunter schwere Symptome auslösen. *SARS* steht für *Severe Acute Respiratory Syndrome* (Schweres Akutes Atemwegssyndrom).

Woher das Virus ursprünglich kommt, ist noch nicht bekannt. Fledermäuse gelten zunächst als wahrscheinliches Virus-Reservoir. Die ersten Fälle werden von einem Markt in der chinesischen Stadt Wuhan gemeldet, auf dem Wildtiere verkauft werden. Als mögliche Überträger des neuen Coronavirus gelten unter anderem Fledermäuse und Flughunde, die in bestimmten Regionen Asiens von Menschen verzehrt werden. Da das Virus gut an den Menschen angepasst zu sein scheint, könnte es sich auch zuvor schon an den Menschen angenähert haben, meint Virologe *Christian Drosten* von der Berliner Charité. *Trevor Bedford*, Forscher am *Fred Hutchinson Cancer Research Center* in Seattle, beschäftigt sich mit der Entschlüsselung des Genoms des Virus. Er geht davon aus, dass das Virus zuerst bei Fledermäusen auftauchte, dann mutierte und über

---

[11] https://www.lungenaerzte-im-netz.de/krankheiten/covid-19/was-ist-covid-19/
[12] https://flexikon.doccheck.com/de/SARS-CoV-2

bislang noch unbekannte weitere Träger etwa Mitte November 2019 erstmals auch auf Menschen übertragen wurde.

Bisherige Daten deuten nach Angaben des Präsidenten des Robert Koch Instituts, *Lothar Wieler* darauf hin, dass die neue Lungenerkrankung Covid-19 in China ähnlich verläuft wie eine schwere Grippewelle. Obwohl China drastische Maßnahmen unternommen habe, um eine weitere Verbreitung des Virus zu vermeiden, sei es mittlerweile zu einer Pandemie gekommen.[13]

Unter einer *Pandemie* versteht man eine sich weit verbreitende und dabei ganze Länder oder Kontinente erfassende Krankheit. Vermischen sich beispielsweise die Erbinformationen von zwei verschiedenen Influenza-Viren in einem Zwischenwirt (zum Beispiel Schwein), tritt ein neuer Virus-Typ mit noch unbekannten Eigenschaften auf. Dieser sogenannte *Subtyp* kann sich schnell ausbreiten, da die Menschen gegen diesen Erreger weder über natürliche noch infolge einer Schutzimpfung aufgebaute Antikörper verfügen. Der jährliche Grippe-Impfschutz erfasst zwar neue Varianten des Influenza-Virus (d. h. leichte Veränderungen in der Oberflächenstruktur), aber keine komplett neuartigen Subtypen. Bricht eine Pandemie aus, muss daher möglichst schnell ein Impfstoff gegen den neuen Subtyp beziehungsweise flächendeckend ein antiviral wirksames Medikament entwickelt und eingesetzt werden.

Zudem müssen verschiedene Maßnahmen zum Schutz vor Ansteckung ergriffen werden.

Beim ebenfalls aus China stammenden SARS-Virus wurden 2002/2003 8096 Fälle bekannt, 774 Menschen weltweit starben. 2012 tauchte in Vorderasien das Virus Mers-CoV auf. Mers ist die Abkürzung für *Middle East Respiratory Syndrome*. Dieses Coronavirus ist weniger ansteckend, aber aggressiver: Von rund 2500 Infizierten bis Ende 2019 starben über 860 – also etwa jeder Dritte.

---

[13] https://www.lungenaerzte-im-netz.de/nc/glossar/source/default/term/pandemie/

# 7 Anti Corona Maßnahmen

‚Wie verhalte ich mich und was benutze ich, um mich möglichst nicht zu infizieren', das sind daher die Fragen, die derzeit durch die Medien gehen, und was sind die Maßnahmen, Techniken und Werkzeuge wert, die fluktuierend alternativ angepriesen und eingesetzt werden.

Wie sind sie umsetzbar, sind sie praktikabel, wie groß ist ihr Einsatzaufwand, wie ist ihre Schutzwirkung gegen Infektionen, auch ihre medizinische Wirksamkeit, ihr psychischer Einfluss und letztlich ihr Einfluss auf die wirtschaftliche Entwicklung. Manche muten an wie Relikte aus unserer tiefsten Vergangenheit und man könnte meinen wir befänden uns im Mittelalter.

Wir bringen zunächst die Maske als Beispiel, zumal sie schon bei den Epidemien in Venedig als Mittel zum Schutz gegen Ansteckung eingesetzt wurde. [Kapitel 16 Die Magie der Maske] Wir werden uns mit ihr noch ausführlich beschäftigen. Doch zunächst bringen wir einige Beispiele von Maßnahmen in jeweils einer kleinen Tabelle. Ihre Merkmale haben wir mit Ziffern zwischen +10 (hervorragend) und -10 (verheerend) bewertet. In einer Bewertungsgruppe kann jeder das Kriterium mit einer Zahl bewerten. Man bildet dann den Mittelwert und errechnet daraus den statistischen Fehler. Z. B. mit EXCEL.

## 7.1 Mund-Nasen-Maske

| Kriterien | Mund-Nasen-Maske | Wert |
|---|---|---|
| Praktische Handhabung | einfach | 0 |
| Technischer Aufwand | gering | 0 |
| Administrativer Aufwand | gering | 0 |
| Anwendung | gering beeinträchtigend | -1 |
| Kosten | gering | 2 |
| Virenschutz | ungeklärt | 2 |
| Psychische Wirkung | irritierend | -3 |
| Risiken | eigeninfektiös? | -2 |
| Wirtschaftlicher Einfluss | deutlich negativ | -5 |
| **Gesamtwirkung** | | **-8%** |

Der Bewertungsrahmen gilt sinngemäß für alle nachfolgenden Abbildungen:
10 = maximal positiv, -10 =maximal negativ
Normierung der Summe: 100 % wenn alle Bewertungen +10

Abbildung 6: Mund-Nasen-Maske

Zusammenfassend in diesem Beispiel: Tauglich gegen Tröpfcheninfektion und gegen Aerosole, also gegen die Transporter grippaler Infekte; untauglich zur Vermeidung von Viren (Grippe, Corona, Masern etc.), negativer psychischer Einfluss bei breitflächigem Einsatz; Hygienerisiko bei Anwendung in der Öffentlichkeit. Kapitel: 12.7 [14] [15]

Die Bewertung der Maske durch den Gesamtwert -8 % zeigt, dass die Maske offenbar nicht das zu leisten imstande ist, was man von ihr erwartet. Ansonsten müsste hier ein Wert von $\gg$ 0 % stehen. Da das Tragen der Maske in vielen Ländern gefordert wird, wäre es wichtig, ihre Wirkung mit wissenschaftlicher Genauigkeit zu hinterfragen und nicht nur einfach global zu vermuten, dass sie das leistet, was man von ihr fordert.

Der Gesamtwert ergibt sich aus dem Grad der Erfüllung jedes der 9 Kriterien: sind die meisten von ihnen gut erfüllt (= große positive Zahlen), so ergibt sich ein deutlich positiver Gesamtwert und die Maßnahme ist zu befürworten.

Das Gegenteil aber ist der Fall, wenn mehrere Zahlen klein oder gar < 0 sind oder wenn Zweifel an den Werten bestehen: derart ergibt sich ein kleiner positiver oder sogar ein negativer Gesamtwert; dann ist diese Maßnahme kritisch zu überprüfen; bestätigt die Überprüfung den Zweifel an der Brauchbarkeit, dann ist von dieser Maßnahme abzuraten oder von ihr Abstand zu nehmen.

Die Tabelle ist zunächst nur ein Muster für die quantitative Bewertung der hier genannten Werkzeuge und Maßnahmen zur Bekämpfung der Pandemie. Die *Bewertungskriterien* der Maßnahmen sind als Anregung gedacht für die Definition eigener, besserer, schärferer Kriterien. Das gilt auch für die *Werte*. Beide Kategorien sollten von Gruppenteilnehmern benannt, ausgewählt und definiert werden. Denn die Zahlen haben weite Spielräume und diese werden von verschiedenen Menschen unterschiedlich wahrgenommen und empfohlen oder abgelehnt. Die Kriterien müssen daher von möglichst vielen Fachleuten ausgewählt, ihr Wert quantifiziert und vor allem kritisch hinterfragt werden. Es nicht bekannt, dass ein solches Verfahren bisher irgendwo in schlüssiger Weise praktiziert wurde. In der Auswahl von Lösungsmöglichkeiten in Wissenschaft und Technik gehören solche und ähnliche Auswahl- und Bewertungsverfahren zum Standard.

---

[14] https://www.nytimes.com/interactive/2020/04/14/science/coronavirus-transmission-cough-6-feet-ar-ul.html

[15] https://www.nytimes.com/interactive/2020/10/30/science/wear-mask-covid-particles-ul.html?referringSource=articleShare

Der arithmetische Mittelwert und seine statistische Streuung verbessern die Aussagekraft und die Sicherheit der Aussage jedes Kriteriums. Statistische Bewertungen werden von EXCEL perfekt unterstützt.

Wir gehen in unserer Betrachtung weiter und wundern uns über ein Werkzeug, das von allen Epidemiologen vergessen worden zu sein scheint: *Handschuhe.*

Dünne Baumwollhandschuhe können in jeder Jahreszeit getragen werden. Sie schützen hervorragend gegen Schmierinfektionen, wie man sie sich insbesondere in öffentlichen Verkehrsmitteln holt, auch in Kaufhäusern und Supermärkten, ohne es zu bemerken:

## 7.2 Handschuhe

| Kriterien | Handschuhe | Wert |
|---|---|---|
| Praktische Handhabung | einfach | 0 |
| Technischer Aufwand | gering | 0 |
| Administrativer Aufwand | gering | -1 |
| Anwendung | | 0 |
| Kosten | gering | -1 |
| Virenschutz | bemerkenswert | 5 |
| Psychische Wirkung | gering | 2 |
| Risiken | keine | 0 |
| Wirtschaftlicher Einfluss | unbedeutend | -1 |
| **Gesamtwirkung** | | **4%** |

Abbildung 7: Handschuhe

Obwohl ähnlich effizient wie Masken, wurden Handschuhe bisher kaum erwähnt.

Besonders wirksam sind sie in Massenverkehrsmitteln, Kindergärten und Kaufhäusern, und hier gegen Schmierinfektionen. Handschuhe aus leichtem Material tragen sich auch im Sommer recht angenehm.

## 7.3 Lockdown

Die Hoffnung, ein infektiöses System mit dieser Maßnahme zu durchleuchten und zu stabilisieren, steht fernab jeder praktischen Erfahrung. Die Ableitung der Erfolgserwartung beruht auf elementaren Irrtümern. Beispielsweise stehen die Nachverfolgbarkeit von Daten und die Herstellung eines kausalen Zusammenhangs abseits jeder praktischen Möglichkeit. Die gewaltige Menge der Kombinationen führt zwangsläufig zu unvollständigen und daher irreführenden Datensets.

Der enorme negative wirtschaftliche Einfluss ist jedoch gewiss. Es wird daher dringend empfohlen, das Verfahren sofort einzustellen.

| Kriterien | Lockdown | Wert |
|---|---|---|
| Praktische Handhabung | erheblich | -5 |
| Technischer Aufwand | erheblich | -5 |
| Administrativer Aufwand | erheblich | -8 |
| Anwendung | einschränkend | -3 |
| Kosten | merklich | -3 |
| Virenschutz | angeblich entscheidend | 3 |
| Psychische Wirkung | sehr ungünstig | -8 |
| Risiken | | -2 |
| Wirtschaftlicher Einfluss | äußerst ungünstig | -9 |
| **Gesamtwirkung** | | **-44%** |

Abbildung 8: **Lockdown**

Eine Maßnahme deren Wirkung nicht nur nicht überzeugt, sondern extrem negativ ist, wie auch die Schätzung quantifiziert.
Ihr fehlt jeder wissenschaftliche Ansatz.

## 7.4  Quarantäne

Frage: Was ist dieser Mechanismus, der die Infektiosität reduzieren soll?

| Kriterien | Quarantäne | Wert |
|---|---|---|
| Praktische Handhabung | aufwendig | -7 |
| Technischer Aufwand | aufwendig | -7 |
| Administrativer Aufwand | aufwendig | -7 |
| Anwendung | aufwendig | -7 |
| Kosten | ungünstig | -3 |
| Virenschutz | Wirkung unbekannt | 3 |
| Psychische Wirkung | keine Erfahrung | -8 |
| Risiken | unbekannt | -7 |
| Wirtschaftlicher Einfluss | äußerst ungünstig | -9 |
| **Gesamtwirkung** | | **-58%** |

Abbildung 9: **Quarantäne**

Diese Maßnahme gleicht dem Lockdown, sie ist jedoch in ihrer Auswirkung vergleichsweise verheerend, weil großräumig. Ihr fehlt, wie dem Lockdown, jeder wissenschaftliche Instinkt. Es ist unverständlich, dass die Randbedingungen, die dieser Maßnahme zugrunde liegen, derart fehlerhaft sind, obwohl viele Fachleute an ihrer Herstellung beteiligt waren. Vermutungen zu den Motiven der Anwendung äußern wir auch hier nicht.

## 7.5 Impfung

| Kriterien | Impfung | Wert |
|---|---|---|
| Praktische Handhabung | leicht | -3 |
| Technischer Aufwand | leicht | -1 |
| Administrativer Aufwand | leicht | -2 |
| Anwendung | leicht | -1 |
| Kosten | gering | 0 |
| Virenschutz | angeblich hoch | 7 |
| Psychische Wirkung | erheblich | 8 |
| Risiken | klein? | -7 |
| Wirtschaftlicher Einfluss | positiv | 8 |
| **Gesamtwirkung** | | **10%** |

Abbildung 10: **Impfung**

Noch gibt es keine zuverlässige Impfung. Es wirkt befremdlich, das eine Covid-19 Not-Impfung für die nächsten Monate angekündigt und über verschiedene erfolgreiche Testläufe berichtet wird.

Testungen von Impfstoffen dauerten früher mehrere Jahre, jetzt sollen sie nach wenigen Tagen freigegeben werden.

## 7.6 Tracing

| Kriterien | Tracing | Wert |
|---|---|---|
| Praktische Handhabung | aufwendig | -8 |
| Technischer Aufwand | aufwendig | -8 |
| Administrativer Aufwand | aufwendig | -8 |
| Anwendung | aufwendig | -8 |
| Kosten | hoch | -8 |
| Virenschutz | nicht überzeugend | 1 |
| Psychische Wirkung | irrelevant | -2 |
| Risiken | irrelevant | -2 |
| Wirtschaftlicher Einfluss | irrelevant | 0 |
| **Gesamtwirkung** | | **-48%** |

Abbildung 11: **Tracing**

Die Spurenverfolgung musste scheitern, denn bereits eine einfache kombinatorische Betrachtung zeigt, dass die Anzahl der Spuren nach einigen Hundert Teilnehmern die Kapazität jedes noch so großen Teams überschreitet, zumal nicht ausschließlich elektronisch messbare Größen im Eingriff sind.

Es ist nicht ausgeschlossen, dass Messfehler aufgrund von Verunreinigungen durch die messenden Personen (Kleidung, Instrumente, Dritt-Objekte) zustande kommen und derart zu Falsch-Positiv-Messungen führen.

Es darf angenommen werden, dass der Anstieg der Infektionsraten mit der Messfrequenz korreliert ist, da die Kontaminierungsrate proportional zur Einsatzhäufigkeit von Geräten ist.

## 7.7 PCR Test

| Kriterien | PCR Test | Wert |
|---|---|---|
| Praktische Handhabung | komplex | -7 |
| Technischer Aufwand | komplex | -8 |
| Administrativer Aufwand | hoch | -8 |
| Anwendung | aufwendig | -5 |
| Kosten | hoch | -7 |
| Virenschutz | fehlerhaft | 2 |
| Psychische Wirkung | gering | 2 |
| Risiken | kaum | 0 |
| Wirtschaftlicher Einfluss | kaum | 2 |
| **Gesamtwirkung** | | **-32%** |

Abbildung 12: **PCR Test**

Leider zeigt sich in dieser Betrachtung, dass auch der PCR Test mit überraschend negativer Gesamtwirkung abschneidet. Insbesondere zahlreiche fehlerhafte Tests ziehen den Wert dieser Maßnahme herunter. Auch mit dieser Kenntnis wird der PCR Test weiträumig, sogar in ganzer Welt als Standard Bestimmung einer Covid-19 Infektion angewendet, was wenig verständlich ist.

## 7.8 Persönliche Hygiene

| Kriterien | Persönliche Hygiene | Wert |
|---|---|---|
| Praktische Handhabung | einfach | 1 |
| Technischer Aufwand | minimal | 1 |
| Administrativer Aufwand | null | 1 |
| Anwendung | standard | 1 |
| Kosten | standard | 1 |
| Virenschutz | standard | 3 |
| Psychische Wirkung | standard | 3 |
| Risiken | null | 0 |
| Wirtschaftlicher Einfluss | standard | 3 |
| **Gesamtwirkung** | | **16%** |

Erstaunlich, dass die Standard Hygiene mit deutlich positiver Gesamtwirkung abschneidet, was auch daran liegt, dass der Aufwand sehr gering ist.

Abbildung 13: **Persönliche Hygiene**

## 7.9 Abstandsverordnung

| Kriterien | Abstandsverordnung | Wert |
|---|---|---|
| Praktische Handhabung | leicht | -3 |
| Technischer Aufwand | leicht | -3 |
| Administrativer Aufwand | aufwendig | -8 |
| Anwendung | träge | -5 |
| Kosten | hoch | -5 |
| Virenschutz | scheinbar gut | 7 |
| Psychische Wirkung | heftig | -5 |
| Risiken | null | 0 |
| Wirtschaftlicher Einfluss | schlecht | -6 |
| **Gesamtwirkung** | | **-31%** |

Abbildung 14: **Abstandsverordnung**

Der Sinn dieser Verordnung erschließt sich nicht, denn jeder vernünftige Mensch wird die Hand vor einem Feuer wegziehen. So auch in einer kritischen Situation, wie es die Infizierbarkeit in einer Menschenmasse darstellt. Dass man Selbstverständliches verordnen muss ist unverständlich.

## 7.10 Der Corona Compass

Die Zusammenfassung aller dargestellten Maßnahmen zeigt, dass einige auffallend schlechte Ergebnisse liefern. Dazu gehören der Lockdown, die Quarantäne, die beiden Test-Varianten, der Abstandzwang und das Tracing.

Auch unter den anderen Varianten befinden sich nicht gerade lauter Super-Lösungen, doch sind das Gesundheits-Management per Eigenverantwortung, die persönliche Hygiene und die persönliche Abstandwahl gute Lösungen. Maßnahmen, wie man sie seit vielen Jahrzehnten erfolgreich praktiziert hat, waren stets wirksam und erfolgreich. Am schlechtesten schneiden bisher Lockdowns, Quarantäne und Tests ab, bei denen neulich in 60 Gängen 58 fehlerhafte positive Infektionen erzeugt worden waren und man die Gründe nicht wirklich feststellen konnte. (Siehe 9.3 Verlässlichkeit von Tests)

Da zu diesen Beispielen nur wenige Prüfungen stattfanden, ist zu empfehlen, die Vergabe der Wertungen durch eine möglichst große Anzahl von Personen vornehmen zu lassen und auch eine Berechnung der statistischen Streuung vorzunehmen.

| Tool | Plus-Minus |
|---|---|
| Mund-Nasen-Maske | -8% |
| Handschuhe | 4% |
| Eigenverantwortung | 18% |
| Abstandsverordnung | -31% |
| Wahl Persönl Kontakte | 0% |
| Persönliche Hygiene | 16% |
| Desinfektion | -2% |
| **Lock Down** | **-44%** |
| **Quarantäne** | **-58%** |
| Impfung | 10% |
| Tracing | -48% |
| Raumlüftung | -3% |
| pers. Abstandhalten | 13% |
| PCR Test | -32% |
| Immun Test | -30% |

Günstig grün | Ungünstig rot

Unsicherheiten können durch Schätzungen verschiedener Personen verringert werden.

Im Licht dieser Maßnahmen stehen derzeit (November 2020) die gemessenen Infektionsraten des RKI, das mit diesen unter anderem Deutschland in wirtschaftliche Bedrängnis bringt, ohne mit der Beherrschung der Pandemie weiterzukommen. Man beachte die positiven (nützlichen) und negativen (nachteiligen) Maßnahmen. *Quarantäne* und *Lockdown* sind bemerkenswert schädlich und wirkungslos und sollten daher aus dem Repertoire genommen werden.

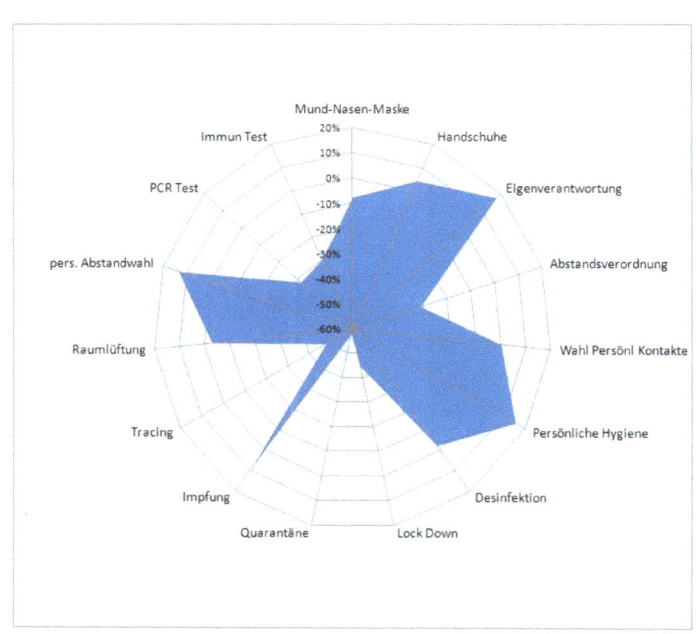

Abbildung 15: Corona Compass – Wirkung der Maßnahmen

# 8   Was ist eine Grippe

[16] Experte: Wissenschaftliche Beratung und Ausarbeitung: Prof. Dr. Thomas Löscher, München

Im Zusammenhang mit Corona werden oftmals die Unterschiede dieser Infektionskrankheit und einer ‚normalen' Grippe dargestellt. Es ist also sinnvoll die Merkmale einer Grippe heranzuholen.

## 8.1   Merkmale einer Grippe

Die *Grippe* (*Influenza*) ist eine weltweit verbreitete, hochansteckende Infektionskrankheit, die durch so genannte *Influenza-Viren* ausgelöst wird und vorwiegend saisonal auftritt. Die Influenza ist nicht mit einer Erkältung bzw. einem grippalen Infekt vergleichbar und kann zu schweren Krankheitsbildern führen.

Der Name *Influenza* kommt aus dem Italienischen (*influenza*, der Einfluss) und wurde ursprünglich für alle epidemisch auftretenden Krankheiten verwendet, da man glaubte, diese seien durch den Einfluss der Gestirne verursacht.

Später schrieb man die Grippe aufgrund ihres Auftretens im Winter dem Einfluss der Kälte zu (*influenza di freddo*). Die Herkunft der Bezeichnung *Grippe* ist unklar. Es werden Zusammenhänge mit dem Französischen *grippe* (Laune, plötzlicher Einfall) oder *gripper* (ergreifen, packen) vermutet oder auch mit Russisch *chripe* (Heiserkeit).

Bei einer solchen *Echten Grippe* kommt es meist ganz plötzlich zu Abgeschlagenheit, hohem Fieber und trockenem Husten.

Influenza-Viren schädigen aufgrund ihrer schnellen Vermehrung die Schleimhaut der Atemwege und mindern die Abwehrkräfte, dadurch wird der Körper anfällig für lebensgefährliche Komplikationen wie zum Beispiel eine Lungenentzündung. Jedes Jahr erkranken bundesweit viele Menschen an Influenza und einige Tausend sterben an ihren Folgen, insbesondere ältere und chronisch kranke Menschen.

Dem Einfluss der Grippe in Zusammenhang mit Corona muss fachkundige Beachtung geschenkt werden. Mittlerweile bringen hochrangige Politiker die

---

[16] https://www.internisten-im-netz.de/krankheiten/grippe/was-ist-grippe/

Todeszahlen durch Flugzeugabstürze mit den Todeszahlen durch Corona in Verbindung. [17]

## 8.2 Grippe und Erkältung

Im allgemeinen Sprachgebrauch werden nicht selten und fälschlicherweise die Begriffe *Grippe, Grippaler Infekt* und *Erkältung* gleichgesetzt. Eine Grippe ist aber meist eine erheblich schwerere Erkrankung als eine gewöhnliche Erkältung bzw. ein Grippaler Infekt. Eine normale Erkältung beginnt meist langsam mit einem Schnupfen, der sich mit einem klaren wässrigen Sekret äußert, das erst später dickflüssiger wird und bei einer zusätzlichen, bakteriellen Infektion (*Superinfektion*) gelbliche bis grünliche Färbung annimmt.

Das Atmen durch die Nase fällt aufgrund der angeschwollenen Nasenschleimhaut schwerer und bisweilen stellt sich ein Druckgefühl in den Ohren ein. Man fühlt sich meist müde und abgeschlagen; leichtes Fieber kann dazukommen, ebenso wie schleimiger Husten, Kopf-, Hals- und Gliederschmerzen. Im Normalfall klingt eine Erkältung bereits nach wenigen Tagen wieder ab.

Für die echte Grippe hingegen fallen der plötzliche Beginn der Krankheit auf, und ein erheblich schwereres Krankheitsbild setzt ein, das typischerweise mit hohem Fieber bis zu 41°C, einem quälenden trockenen Husten, Halsschmerzen, Muskel- bzw. Kopfschmerzen und einem ausgeprägten allgemeinen Krankheitsgefühl einhergeht.

Hinzu können schwerwiegende Komplikationen auftreten, beispielsweise eine Lungenentzündung, die bei Erkältungen und grippalen Infekten in der Regel nicht auftritt.

Ähnlich wie bei Corona.

## 8.3 Komplikationen einer Grippe

Bei allen grippekranken Personen können Komplikationen auftreten. Die Influenza-Viren zerstören durch ihre massive Vermehrung in den Zellen die äußerste Schicht der Atemorgane (*Flimmerepithel der Schleimhaut*) und können darüber hinaus das Immunsystem schwächen, indem sie auch die vom Körper zur Abwehr gebildeten Fresszellen (*Makrophagen*) verringern. Im Gegensatz zu anderen Viren breiten sich die Influenza-Viren sehr häufig über Lunge, Gehirn oder Herz aus.

---

[17] https://www.bild.de/politik/inland/politik-inland/corona-gipfel-soeder-vergleicht-todeszahlen-mit-flugzeugabsturz-74134438.bild.html

Die Auswirkungen der Komplikationen hängen stark vom allgemeinen Gesundheitszustand des Influenza-Patienten ab. Schwere, lebensgefährliche Erkrankungsverläufe bis hin zum Tod betreffen vorwiegend ältere Menschen (über 60 Jahre), Säuglinge und Kleinkinder. Darüber hinaus tragen Schwangere, Patienten mit Vorerkrankungen der Atemwege, der Nieren oder des Herzens sowie immungeschwächte Menschen ein besonderes Risiko.

Zu den Viren gesellen sich Bakterien. Die geschädigte Atemwegschleimhaut ist ein idealer Nährboden für Bakterien, die nun ungehindert eindringen können.

Damit sind zusätzlich bakterielle Infektionen (*Super- bzw. Sekundärinfektionen*) möglich, die durchaus sehr viel schwerer verlaufen können, als die eigentliche Influenza.

Bei den bakteriellen Komplikationen sind in erster Linie Nasennebenhöhlenentzündung (Sinusitis), Mittelohrentzündung (Otitis media), eitrige Bronchitis sowie Lungenentzündung zu nennen. Für die zum Teil lebensgefährlichen Lungenentzündungen sind meistens Bakterien wie Staphylokokken, Streptokokken oder Pneumokokken verantwortlich.

Eine schwere Lungenentzündung kann unter ungünstigen Umständen auch Abszesse in der Lunge verursachen. Durch eine rechtzeitige Behandlung der Influenza kann das Risiko einer bakteriellen Superinfektion gesenkt werden.

In Folge einer Influenza können Schädigungen im Herz-Kreislauf-System, wie zum Beispiel *Herzrhythmusstörungen, Herzschwäche mit verminderter Pumpleistung* (*Herzinsuffizienz*), eine *Ansammlung von Flüssigkeit* in der Lunge aufgrund der Herzschwäche (*Lungenödem*) oder ein *Kreislaufschock* auftreten.

Selten werden Übergriffe der Erkrankung auf den *Magen-Darm-Trakt* und das zentrale Nervensystem (*Hirnhautentzündung, Gehirnentzündung*) beobachtet.

Da das Influenza-Virus prinzipiell jedes Organ schädigen kann, sind Symptome wie *Leberschwellung, Leibschmerzen, Durchfälle* oder *Erbrechen* möglich.

Da dieses Spektrum auch Corona-typisch ist, kann diese Krankheit durchaus zu den Grippeerkrankungen gezählt und entsprechend behandelt werden.

Weitergehende vorbeugende Maßnahmen, wie sie derzeit bei Corona empfohlen und gar erzwungen werden (Masken, Abstand, vorbeugende Quarantäne), sind bei einer Grippe nicht erforderlich, zumal die Wirkung dieser Maßnahmen nicht nachgewiesen werden kann. Das gilt bisher auch für Corona.

## 8.4　Behandlung einer Grippe

Eine Influenza erfordert ärztliche Behandlung. Während der Grippesaison von Dezember bis April kann ein Arzt fieberhafte Atemwegsinfektionen ohne mikrobiologischen Nachweis allein aufgrund der Symptomatik eindeutig zuordnen und eine entsprechende Therapie einleiten. Wichtig ist es, sofort nach dem Auftreten der ersten Krankheitsanzeichen zum Arzt zu gehen. Denn eine antivirale Behandlung mit Medikamenten aus der Gruppe der *Neuraminidase-Hemmer* stoppt - sofern die Therapie innerhalb von 48 Stunden nach Auftreten der ersten Beschwerden begonnen wird - effektiv die Vermehrung der Influenza-Viren.

Neuraminidase-Hemmer blockieren den viruseigenen Oberflächenstoff (die *Neuraminidase*), so dass die Viren nicht mehr in die Wirtszellen eindringen können, in denen sie sich normalerweise vermehren. Als Neuraminidase wird eine Familie von Enzymen bezeichnet, die Sialinsäuren von Amino-Glykoproteinen abspalten. Sie kommen sowohl in Lysosomen und in der Zellmembran von Mensch und Tier als auch in Viren (v. a. eben beim Influenzavirus), in Bakterien, Parasiten und Pilzen vor. Je früher das sogenannte *Virostatikum* verwendet wird, desto größer ist in der Regel der Behandlungserfolg. Nach 48 Stunden macht der Einsatz keinen Sinn mehr.[18]

Wird ein Neuraminidase-Hemmer rechtzeitig (< 48 Stunden) verabreicht,

- werden das allgemeine Krankheitsgefühl und die Symptome wie Fieber, Kopfweh, Muskelschmerzen sowie Husten deutlich gelindert
- kann die Krankheitsdauer um 1 bis 3 Tage, bei älteren Personen sogar noch stärker verkürzt werden
- kann die Häufigkeit für das Auftreten von Folgeerkrankungen wie Bronchitis , Nebenhöhlenentzündungen, Mittelohrentzündungen und Lungenentzündungen gesenkt werden
- kann der Gebrauch von zusätzlichen Medikamenten wie Antibiotika deutlich reduziert werden

In Deutschland stehen zwei verschreibungspflichtige Vertreter aus der Klasse der Neuraminidase-Hemmer zur Verfügung. Sie sind gegen alle neun bekannten Neuraminidase-Subtypen des Influenza-A-Virus sowie gegen die Neuraminidase des Influenza-B-Virus wirksam.

---

[18] https://flexikon.doccheck.com/de/Neuraminidase]

Der Wirkstoff *Zanamivir* wird in Form eines Pulvers inhaliert und ist zur Therapie der Influenza A und B bei Erwachsenen und Jugendlichen ab 12 Jahren zugelassen.

*Oseltamivir* wird als Kapsel oder Suspension verabreicht und kann bereits Kindern ab einem Jahr verordnet werden. Die vorbeugende Gabe von Oseltamivir ist für Personen ab 13 Jahren zugelassen und wird – im Gegensatz zum therapeutischen Einsatz – von den gesetzlichen Krankenkassen nicht übernommen.

Neuraminidase-Hemmer werden vor allem bei Risikopatienten mit chronischen Grundkrankheiten (zum Beispiel Diabetes, Herz-, Leber-, Lungen- und Nierenerkrankungen) sowie bei Kindern, älteren Menschen, immungeschwächten Patienten und Erwachsenen mit Kontakt zu Risikopersonen eingesetzt.

Je schwerer die entsprechende Grundkrankheit ist bzw. je höher das individuelle Erkrankungs- oder Komplikationsrisiko (zum Beispiel aufgrund von Nicht-Impfung oder Nicht-Ansprechen auf die Schutzimpfung) vom Arzt eingeschätzt wird, desto eher wird die Verordnung von Grippe-Therapeutika erwogen. Bei der Einnahme von Oseltamivir können seltene Nebenwirkungen wie Übelkeit und Erbrechen durch eine gleichzeitige Nahrungsaufnahme weitgehend verhindert werden. Patienten, die unter einer Dauertherapie mit *inhalativen Bronchodilatatoren* stehen (Arzneimittel, das den Tonus der Bronchialmuskulatur senkt und damit eine Weitung der Bronchien bewirkt), sollten diese vor Zanamivir anwenden, um mögliche Atemwegverengungen zu vermeiden.

Bei Patienten mit leichtem oder mittelschwerem Asthma bronchiale bzw. COPD führen Inhalationen von Zanamivir zu keiner Beeinträchtigung der Atmung.

## 8.5    Behandlung von Begleitsymptomen

Gegen Gliederschmerzen, Kopfschmerzen und hohes Fieber können Schmerz- und Fiebertabletten wie Paracetamol oder Acetylsalicylsäure eingenommen werden (gilt nicht für Kinder!) Fieber an sich ist allerdings nicht automatisch schädlich, sondern unterstützt den Körper bei der Bekämpfung der Viren. Deshalb sollten fiebersenkende Mittel nur bei Temperaturen über 39 °C eingesetzt werden.

Der Grippe-Kranke sollte darüber hinaus das Bett hüten, um seine Kräfte zu schonen, und er sollte viel trinken. Die meisten Influenza-Patienten fühlen sich sowieso so schlapp, dass sie zu Hause bleiben müssen und fast nur schlafen.

Gegen möglicherweise auftretende Sekundärinfektionen mit Bakterien wird der Arzt im Allgemeinen antibakteriell wirkende Medikamente (Antibiotika) verschreiben, die auch einer Lungenentzündung entgegen wirken können.

Die dargestellten Messwerte entstammen dem *Statistischen Bundesamt*. Es ist direkt zu erkennen, dass Corona keinen besonders auffälligen Verlauf hat. Zur Verfügung gestellt von M. Seifert 2020

Eine umfangreiche Reihe statistischer Daten finden Sie in der Sterbestatistik, zum Beispiel:

[19] Anfang Juni 2020 gab es einen geringen Anstieg an Sterbefällen, doch ließen sich mathematisch aus den Messwerten keine Ansätze eines Coronavirus-Einfluss ableiten.

Bisher ist im Vergleich zu den Jahren 2016 bis 2019 auch nirgendwo eine Übersterblichkeit durch Covid-19 (rote Linie) feststellbar.

Das Statistische Bundesamt erklärte angesichts der kurzen Zeiten, in denen eine geringfügige Überschreitung von mittleren Sterbefällen beobachtet wurde, dass in diesem Zusammenhang die Bezeichnung *Übersterblichkeit* keinesfalls gerechtfertigt erscheine. Ein solcher scheinbarer Zusammenhang würde, von der Bevölkerung unrichtig interpretiert, unberechtigt Ängste auslösen und sollte deshalb unterbleiben.

---

[19] https://www.destatis.de/DE/Service/Bibliothek/gesamtkatalog.html

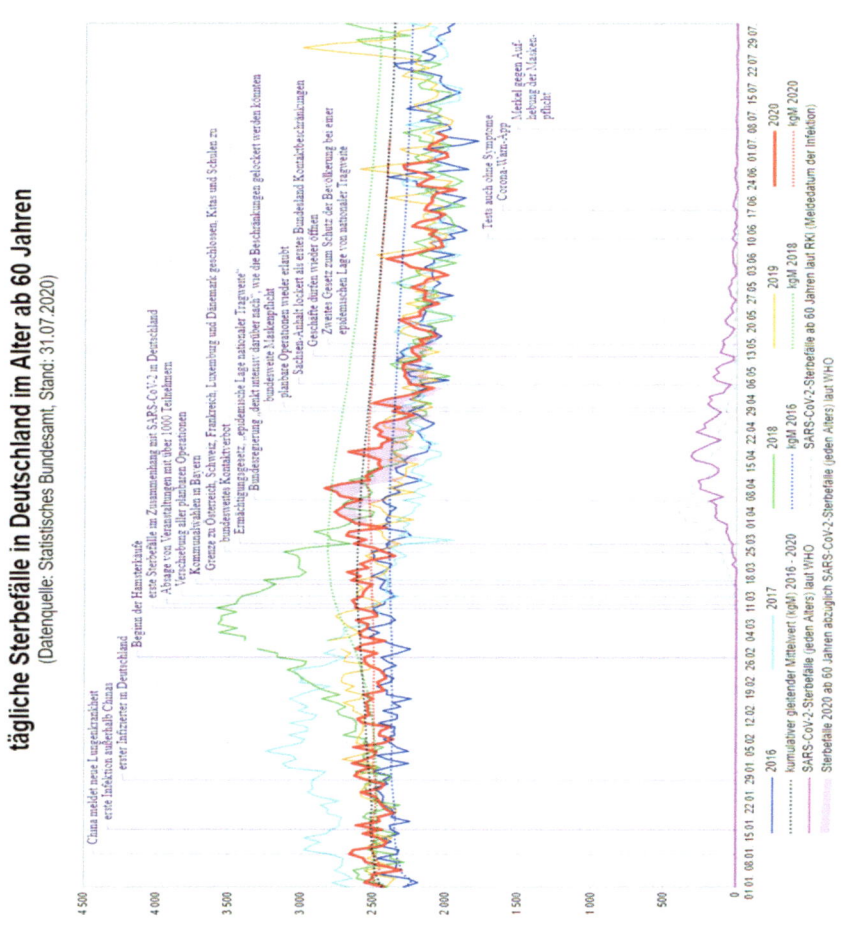

Abbildung 16: Sterbefälle Jährlicher Verlauf 2016 - 2020

Der statistische Fachbegriff *Übersterblichkeit* (*Excess Mortality*) bedeutet ‚Demographische Überschreitung experimenteller Erfahrungswerte beziehungsweise errechneter Erwartungswerte der Sterblichkeit'. [20] Freigabe Matthias Seifert.

---

[20] https://www.destatis.de/DE/Presse/Pressemitteilungen/2020/06/PD20_203_12621.html

Da viele Sterbefälle alterstypische Ursachen haben und diese Einflüsse mit statistischen Methoden erfasst und bewertet werden können, müssen auch der Einfluss von Covid-19 und seine Zuordnung mit ebenso streng wissenschaftlichen Methoden betrachtet und wissenschaftlich bewiesen werden. Alle Einflüsse müssen gleichermaßen stringent kommentiert veröffentlicht werden, da andernfalls ungünstige oder gar völlig falsche Schlussfolgerungen für das Empfehlen oder das Erzwingen angeblich notwendiger Maßnahmen gezogen werden. Falsche Schlussfolgerungen können die scheinbare Notwendigkeit von Mitteln nahelegen, welche unzureichend, unwirksam, kontraindiziert oder gar schädlich sind. Dazu gehört beispielsweise das prophylaktische Tragen von Masken in Massenverkehrsmitteln oder gar im Freien.

Aus den Daten der Abbildung lässt sich im Vergleich mit vorlaufenden Grippeepidemien keine besondere Gefahr von Corona ableiten. Insbesondere waren die Epidemien der Jahre 2017 und 2018 deutlich gefährlicher als es die Corona Epidemie 2020 bisher war (Stand 10.2020).

Es ist unverständlich, weshalb diese Relationen in keiner Argumentation geführt werden.

# 9 Tests

## 9.1 Wie sinnvoll ist ein Test?

Wer sich impfen lässt will etwas davon haben: er möchte mindestens nicht an jener Krankheit erkranken, gegen die er sich impfen lässt, und vor allem möchte er nicht an der Impfung erkranken. Nach Schätzungen des Robert Koch Instituts starben in Deutschland zwischen 2007 und 2017 etwa 190.000 Menschen an den Folgen von Virus-Infektionen, vor denen Impfungen schützen sollen.[21]

Wie wenig zuverlässig Angaben über die Wirkung und Beherrschung von Infektionen sind, zeigt ein Vorfall in einem Labor in den USA.[22] Als sie sich Ende 2018 mit einer Injektionsnadel in den Finger stach, infizierte sich eine Labormitarbeiterin in den USA mit einem pockenähnlichen Virus. Aus Angst vor den Nebenwirkungen hatte die kurz vorher eingestellte Frau eine von ihrem Arbeitgeber empfohlene Impfung abgelehnt. Obwohl das Pockenvirus gemäß WHO

---

[21] https://www.google.com/search?client=firefox-b-d&q=an+einer+impfung+erkranken

[22] https://www.focus.de/gesundheit/news/absterbendes-gewebe-labormitarbeiterin-infiziert-sich-mit-pocken-virus-galt-seit-1980-als-ausgerottet_id_11401552.html

seit 1980 offiziell als ausgerottet gilt, hatte die Mitarbeiterin sofort gehandelt. Sie hatte den Finger unmittelbar nach dem Einstich mit Wasser abgespült und den Vorfall ihrem Vorgesetzten gemeldet. Wie der *Morbidity and Mortality Weekly Report* berichtete, zeigten sich jedoch bereits nach zehn Tagen erste Symptome. Als sich Bläschen um die Einstichstelle bildeten und auch Fieber, geschwollene Lymphknoten und ein Ödem am Finger weiter voranschritten, hatte die CDC in Atlanta den Fall übernommen. *Die Centers for Disease Control and Prevention* (*CDC*; deutsch *Zentren für Krankheitskontrolle und -prävention*) ist eine Behörde des US-amerikanischen Gesundheitsministeriums mit Sitz in Druid Hills, Georgia.

Der Zustand der Frau hatte sich mit der Zeit verschlechtert. So das Gewebe an ihrer Fingerkuppe war immer weiter abgestorben. Glücklicherweise konnten die Spezialisten der 26-Jährigen helfen: So war ihr am zwölften Tag nach der Infektion eine hohe Dosis *Vaccinia-Antikörper* verabreicht worden. Diese bilden die Grundlage aller Pockenimpfstoffe. Zudem hatte sich die Laborantin einer zweiwöchigen *Tecovirimat-Theraphie* unterzogen. Dieser Wirkstoff soll zuvor noch nie zur Behandlung eines Menschen eingesetzt worden sein. Tecovirimat sei entwickelt worden, um für eine mögliche Rückkehr des Pockenvirus gewappnet zu sein. Bereits nach 48 Stunden zeigte die Medikation ihre Wirkung: Der Großteil der Symptome hatte sich zurückgebildet. Lediglich die Nekrose, also das Absterben des Gewebes, hatte weitere 94 Tage angedauert.

Obwohl es gar nicht erst zu dieser Infektion hätte kommen sollen, sieht die Seuchenschutzbehörde CDC den Fall positiv: So habe der Unfall der Frau gezeigt, wie wirksam die Kombination aus Vaccinia-Antikörpern und Tecovirimat bei Menschen ist. Die Schuld liege jedoch eindeutig bei der Labormitarbeiterin selbst: Hätte sie die Impfung zu Beginn ihrer Tätigkeit im Hochsicherheitslabor nicht abgelehnt, hätte der Vorfall womöglich verhindert werden können.

Die Widersprüche in der Haltung der Spezialisten sind bemerkenswert.

Ein völlig anderer Vorfall war jener mit Karina Sarkissova. Die Solotänzerin an der Wiener Staatsoper arbeitete nach ihrem Wechsel als Ballettchefin der Budapester Staatsoper und ließ sich wegen ihrer ständigen internationalen Begegnungen routinemäßig auf Covid-19 testen. Daher wurde sie, obwohl sie keine Symptome hatte, neulich von einem positiven Testergebnis überrascht. Nach dieser Nachricht sei es ihr psychosomatisch ,gleich schlechter gegangen', obwohl sie nicht ans Bett gefesselt war, und sie nicht wirklich unter Corona litt.

Man fragt sich nun, was Tests aussagen, wenn man unmittelbar nach einem negativen Test gleich wieder positiv sein kann und im Vertrauen auf die Testaussage aus dem Zug herausgeholt wird. Welchen Sinn haben insbesondere großflächige Tests, wie jene, die derzeit in Südtirol durchgeführt, andererseits von einem Drittel ansässiger Virologen abgelehnt werden.

## 9.2 Sensitivität und Spezifität von Tests

Um den Hintergrund zu verstehen, muss man wissen wie ein *PCR-Test* funktioniert und was er leistet: Hierfür werden in der Probe enthaltene Erbgutspuren in mehreren Zyklen immer wieder verdoppelt. Ist eine einzelne Spur vorhanden, so sind es nach dem zweiten Zyklus bereits zwei, nach drei Zyklen vier, nach zehn 1024 und nach 20 Zyklen 1.048.576 und so weiter.

So kann es dann durchaus passieren, dass der PCR-Test auf einzelne Virenbruchstücke anschlägt, obwohl in der Probe keine aktiven Viren mehr vorhanden sind und der Patient nicht krank sein kann.

Das Phänomen ist den Wissenschaftlern bekannt, deshalb definieren sie einen *Schwellenwert* (*cycle Threshold, cT*), der die Anzahl der Zyklen angibt, die notwendig sind, um eine relevante Anzahl von Virusspuren festzustellen. Je mehr Zyklen benötigt werden, umso geringer muss die Konzentration in der Ursprungsprobe gewesen sein und damit die Wahrscheinlichkeit einer Infektion. Interessanterweise hat der Virologe Christian Drosten im NDR-Podcast auf dieses Problem hingewiesen. Er empfiehlt deshalb die Definition eines Referenzwertes für eine Infektion: ‚Ich finde es jetzt nicht falsch, wenn gerade auch in den USA empfohlen wird einen cT-Wert festzulegen; ich würde da auch mitgehen.‘

Allerdings warnt er davor, diesen Wert vor der Definition einheitlicher Standards als absolutes Kriterium anzuerkennen:

‚Ein cT-Wert von 30 in einem Labor A macht nicht dieselbe Aussage über die Viruslast, wie derselbe cT-Wert in einem anderen Labor B.‘

Denn hierbei spielen Faktoren wie die Probengröße und die Behandlung, sowie Ausstattung und Qualität des Labors eine große Rolle. Eine Standardisierung wäre daher dringend notwendig, meint Drosten, und schlägt hierfür eine ermittelte Anzahl von einer Million Kopien pro Abstrich-Tupfer oder pro Milliliter Flüssigkeit vor.

Das Robert Koch-Institut empfiehlt ebenfalls in seinen Hinweisen zu den SARS-CoV-2-Tests Faktoren, wie beispielsweise das Probevolumen hinzuzuziehen und im Zweifelsfall weitere Testverfahren wie das Anlegen von Zellkulturen anzuwenden, um die tatsächliche Infektiosität zu ermitteln. Drosten hofft zudem, dass in absehbarer Zeit zuverlässige Antigen-Schnelltests verfügbar sind, mit denen die Infektiosität einer Person schnell und ohne Laborunterstützung vor Ort festgestellt werden kann. Über dieses Thema berichtete NDR Info am 30. September 2020 um 06:54 Uhr.

*Sensitivität* und *Spezifität* sind statistische Maße für die Durchführung eines binären Klassifikationstests: [23] [24] [25]

- *Sensitivität* misst den Anteil der tatsächlichen *Positiven,* die *korrekt* als solche erkannt werden (zum Beispiel den Prozentsatz der Kranken, die korrekt als solche erkannt werden)
- *Spezifität* misst den Anteil der tatsächlichen *Negativen,* die *korrekt* als solche identifiziert werden (zum Beispiel den Anteil der gesunden Menschen, die korrekt als nicht krank erkannt werden)

Die *Sensitivität* eines klinischen Tests bezieht sich daher auf die **Fähigkeit des Tests, die Patienten einer Krankheit korrekt zu identifizieren.** Ein Test mit 100 % Sensitivität identifiziert alle Patienten mit der Krankheit korrekt. Ein Test mit 80 % Sensitivität erkennt 80 % der Patienten mit der Krankheit (*richtig-positiv*), doch 20 % mit der Krankheit bleiben unentdeckt (*falsch-negativ*).

Eine hohe Sensitivität ist besonders wichtig, wenn der Test zur Erkennung einer schweren, aber behandelbaren Erkrankung (zum Beispiel Gebärmutterhalskrebs) eingesetzt wird. Das Screening der weiblichen Population durch einen Abstrich ist ein sensitiver Test. Es ist jedoch nicht sehr spezifisch und ein hoher Anteil von Frauen mit einem positiven Gebärmutterhalsabstrich, die eine Kolposkopie machen, hat letztlich keine zugrundeliegende Erkrankung.

Die *Spezifität* eines klinischen Tests bezieht sich auf die **Fähigkeit des Tests, die Patienten ohne die Krankheit korrekt zu identifizieren.** Ein Test mit 100 %-iger Spezifität identifiziert daher alle Patienten ohne Erkrankung korrekt. Ein Test mit 80 % Spezifität identifiziert 80 % der Patienten ohne Krankheit als Testnegativ (*richtig-negativ*), aber 20 % der Patienten ohne Krankheit werden fälschlicherweise als Testpositiv (*falsch-positiv*) identifiziert.

Beispiel: Würde man 1 Million Männer einem Schwangerschaftstest mit einer Spezifität von 99,9 % unterziehen, also einem Test mit vermeintlich hoher Zuverlässigkeit, so würden 0,1 % (1 Promille), also 1000 als schwanger ausgewiesen werden.

---

[23] https://statistikguru.de/lexikon/sensitivitaet-und-spezifitaet.html

[24] https://www.ncbi.nlm.nih.gov/pmc/articles/PMC7445394/#CR2091

[25] Hemmerich, W. (2018). StatistikGuru: Sensitivität und Spezifität. Retrieved from https://statistikguru.de/lexikon/sensitivitaet-und-spezifitaet.html

Wie oben beschrieben, führt ein Test mit hoher Sensitivität, aber geringer Spezifität dazu, dass viele Patienten, die krankheitsfrei sind, von der Möglichkeit in Kenntnis gesetzt werden, dass sie die Krankheit haben und dann einer weiteren Untersuchung unterzogen werden. Obwohl die **ideale** (aber unrealistische) Situation ein 100% genauer Test wäre, ist eine gute Alternative, Patienten, die zuerst von einem Test mit hoher Sensitivität / niedriger Spezifität als positiv identifiziert wurden, einem zweiten Test mit niedriger Sensitivität / hoher Spezifität zu unterwerfen.

Für jeden Test gibt es in der Regel einen Kompromiss zwischen beiden Werten – zum Beispiel bei der Flughafensicherheit, da die Prüfung der Passagiere auf potenzielle Gefahren für die Sicherheit ausgerichtet ist, können Scanner so eingestellt werden, dass sie bei risikoarmen Gegenständen wie Gürtelschnallen und Schlüsseln Alarm auslösen (geringe Spezifität), um die Wahrscheinlichkeit zu erhöhen, gefährliche Objekte zu identifizieren und das Risiko von fehlenden Objekten, die eine Bedrohung darstellen, zu minimieren (hohe Empfindlichkeit). Dieser Kompromiss kann mit Hilfe einer *Receiver-Operating-Characteristics-Kurve* grafisch dargestellt werden. Ein perfekter Prädiktor würde als 100 % sensitiv beschrieben werden, was bedeutet, dass alle kranken Personen korrekt als krank identifiziert werden, und 100 % spezifisch, was bedeutet, dass keine gesunden Personen falsch als krank identifiziert werden. In Wirklichkeit jedoch wird jeder nicht-deterministische Prädiktor eine minimale Fehlergrenze haben, die als *Bayes-Fehlerrate* bekannt ist.

## 9.3 Verlässlichkeit von Tests

Der deutsche Gesundheitsminister warnt, dass bei  Tests auch unrichtig-positive Fälle ausgewiesen würden. Dass es einmal unter 60 auch 58 sein könnten verrät er nicht, obwohl es ihm bekannt sein muss. [26]

Folglich müsse auch die deutsche Regierung kritisch prüfen, ob eine epidemische Lage nationaler Tragweite weiterhin tatsächlich besteht, auch wenn das immer wieder behauptet wird und von nachfolgenden Schwingungen der Corona-Dynamik die Rede ist (sogenannte *Wellen*), was in jedem dynamischen System ein gängiger Fall sein sollte, wofür sie eine Epidemie halten. Tatsächlich

---

[26] https://www.presse.online/2020/06/20/spahn-durch-zu-viele-tests-mehr-falsch-positive-faelle-als-echte/
presse.online

ist eine Epidemie ein multiplikatives System, was man in Kapitel 21 Das S I R Epidemiemodell erkennen kann. Bisher ist kein innerer Einfluss bekannt, der ‚Schwingungen' hervorbringen könnte, allenfalls komplexe Formen der zeitabhängigen Infektionsdichte, wie es das SIR-Epidemiemodell zeigt. Doch sind diese Verläufe keine Schwingungen.

Wegen der grundsätzlichen Unsicherheit der Tests lehnt der deutsche Gesundheitsminister Spahn inzwischen tatsächlich massenhafte Coronavirus Tests ab. Der derzeit in vielen Ländern der Welt verwendete *PCR-Test* (*Polymerase Chain Reaction*; *Polymerasekettenreaktion*) gilt als Test auf aktive Viren. Tatsächlich weist der Test keine Viren nach, sondern deren DNA bzw. RNA, und er liefert zudem unsichere Ergebnisse.

So wurde bei einem Ringtest in deutschen Laboratorien eine falsch-positive Rate mit einer Wahrscheinlichkeit zwischen 1,4 und 8 Prozent festgestellt. Das bedeutet eine unzulässig große Test-Unsicherheit, welche jeden solchen Test obsolet macht. Dass sich auf der ganzen Welt niemand darum zu kümmern scheint, macht stutzig und ist nicht plausibel.

*PCR-Test*s sollen dem Nachweis einer aktuellen COVID-19-Virusinfektion dienen. Der Test beurteilt nur den Ist-Zustand, kann also innerhalb weniger Tage völlig unterschiedliche Ergebnisse bringen. Für PCR-Tests werden Proben mittels Nasen- oder Rachenabstrich entnommen. Bei den derzeit üblichen PCR-Testverfahren werden die genetischen Informationen des Virus aus geringen Probenmengen in mehreren Zyklen vervielfältigt. Die Vervielfältigung ist der Grund, warum es länger dauert als bei Standarduntersuchungen bis die Laborergebnisse vorhanden sind. Die hochempfindlichen Tests werden in speziellen Laboratorien durchgeführt.

Je mehr getestet wird, umso größer wird die *Anzahl der erkannten Infizierten*. Ohne Test wäre sie trivialerweise Null. Könnte die gesamte Bevölkerung lückenlos getestet werden, wäre sie maximal. Fehlerhafte Tests müssten lückenlos erkannt werden, was nicht möglich ist. Daher sind die Testergebnisse – wie bei allen Tests – grundsätzlich fehlerhaft.

Selbst der Hersteller von *PCR-Testkits* betont, dass *Explicite Limitations* (explizite inhärente Einschränkungen) der Kits bestehen, die Tests für eine klinische Diagnose nicht taugen und für diese nicht zugelassen sind.

## 9.4   Die Tests: Nicht exakt genug oder zu empfindlich

[27]Aus beiden Gründen soll der Polymerase-Kettenreaktion-Test (PCR) nicht geeignet sein, um Infektionen zuverlässig zu ermitteln, so behaupten seine Kritiker. Wegen der zu hohen Empfindlichkeit führen sie nun ausgerechnet den Virologen Christian Drosten von der Charité an, den Entwickler des SARS-Cov2-Infektionstests.

Dieser soll eine Kehrtwendung vollzogen haben, indem er in einem Interview mit der ‚Wirtschaftswoche‘ im Jahr 2014 seine Testmethode für die Übertreibung der Ausmaße der *Mers-Epidemie* verantwortlich machte: die Methode sei so empfindlich, dass sie ein einzelnes Erbmolekül dieses Virus nachweisen könne; wenn also ein solcher Erreger zum Beispiel einer Krankenschwester einen Tag lang über die Nasenschleimhaut husche, ohne dass die Frau erkranke oder sonst irgend etwas davon bemerke, dann wäre sie formal ein *Mers-Fall*.

Wo zuvor Todkranke gemeldet wurden, gab es nun plötzlich milde Fälle und Menschen, die, obwohl kerngesund, in der Meldestatistik landeten. So ließe sich auch die Explosion der Fallzahlen in Saudi-Arabien erklären und indem die Medien vor Ort die Sache hochkochten.

Das klingt in der Tat danach, als ob der PCR-Test auch in Fällen anschlüge, in denen der Proband nicht wirklich infiziert wäre. Somit wären ausgerechnet hohe *Empfindlichkeit* (Sensitivität) und hohe *Spezifizität* problematisch - was wiederum von Kritikern bezweifelt wird.

# 10   Die Aussagequalität von Tests

## 10.1   PCR Tests für diagnostische Zwecke ungeeignet

Die Bevölkerung wird aufgrund der Anzahl der positiven PCR-Tests (insbesondere die täglichen Fallzahlen des RKI) informiert. [28]
Doch selbst nach Angaben der Hersteller ist der PCR-Test für diagnostische Zwecke ungeeignet:

‚Der PCR-Test weist keine Viren nach, sondern nur bestimmte Nukleotide. Der PCR-Test weist nicht nach, ob die getestete Person tatsächlich infiziert und

---

[27] Wulf Rohwedder, Redaktion ARD-Faktenfinder
https://www.tagesschau.de/faktenfinder/drosten-pcr-test-
101.html?utm_source=pocket-newtab-global-de-DE
[28] https://www.rki.de/DE/Content/InfAZ/N/Neuartiges_Coronavirus/Fallzahlen.html

ansteckend ist.' Ausführlich hat dies beispielsweise die Würzburger Virologin Prof. Kämmerer erläutert. [29]

Um die Bevölkerung über die Infektionsdynamik richtig zu informieren, muss die Anzahl der wegen Covid-19 klinisch behandelten Patienten angegeben werden. Themen der vierten Expertenanhörung der *Stiftung Corona-Ausschuss* zur Aufklärung sowie öffentlichen und rechtlichen Bewertung der Corona-Maßnahmen waren sogenannte PCR-Tests als Nachweis für die Existenz des *Coronavirus (SARS-CoV-2)*, das als Erreger der Krankheit COVID-19 gilt, sowie Fragen zur Immunität und zur *Zweiten Krankheitswelle*. [30]

Der Test kann nur Virusmaterial nachweisen, was eine notwendige, aber keine hinreichende Bedingung für die Infektion durch Virusträger darstellt. Einer solchen Infektion versucht man derzeit mit *Abstand* und *Maske* zu begegnen. [31]

Obwohl die PCR Testergebnisse also keine hinreichende Bedingung für den Nachweis der Infektiosität möglicher Virenträger (Ausscheidungen, Schmierstoffe, Aerosole) liefern, wird der PCR Test weltweit massenhaft für eine sogenannte *Corona-Diagnose* eingesetzt und ist die Grundlage für die umfangreichen Corona-Maßnahmen.

Diese Maßnahmen haben überaus wichtige Konsequenzen auf das Befinden der Bevölkerung und die Situation der Wirtschaft.

Alle Konsequenzen aus den Testergebnissen folgen aus der *Spezifität*, also der Aussagekraft des Tests: aus der Differenzierung seiner Aussagen und aus ihrer statistischen Zuverlässigkeit.

Weitere Beiträge zum *Corona-Ausschuss* finden Sie auf [32] und [33].

*Der Drosten-Test, die Immunität und die zweite Welle* lautete das Motto der mehrstündigen Expertenanhörung am 24. Juli 2020 in Berlin, zu der die Juristen des Ausschusses die Virologin und Immunologin Prof. Ulrike Kämmerer geladen hatten. Wie bei der dritten Sitzung wurde der Ausschuss auch dieses Mal vom Lungenarzt und Epidemiologen W. Wodarg fachlich unterstützt. Wodarg hatte maßgeblich zur Aufklärung der sogenannten *Schweinegrippe-Pandemie* von 2009 beigetragen und er kritisiert heute den Umgang mit der

---

[29] https://www.youtube.com/watch?v=Ymer59vTrSA

[30] https://deutsch.rt.com/gesellschaft/105055-corona-ausschuss-drosten-test-immunologie/

[31] https://de.wikipedia.org/wiki/Polymerase-Kettenreaktion

[32] https://deutsch.rt.com/tag/Corona-Ausschuss/

[33] https://www.youtube.com/watch?v=OJgbKALMG0Q

Corona-Krise. Er war bereits selbst als Experte zur ersten Anhörung des Ausschusses geladen:
[34] Mehr zum Thema - Grundlage für weitreichende Entscheidungen: Stichpro-
ben sollen Corona-Dunkelziffer aufdecken
Anhörung – Prof. Ulrike Kämmerer [35]

## 10.2   Zahlenbasis und Tests

Zum Beginn der Anhörung beschrieb der Ausschuss die Situation der Zahlenba-
sis zum Krankheitsgeschehen der Corona-Krise und damit zur Frage nach der
Zuverlässigkeit des sogenannten PCR- Tests. Hierzu hatte ein Ausschussmitglied
bereits im März eine Petition an die Bundeskanzlerin Deutschlands gestartet.

Grundfragen waren solche
* zur Existenz einer soliden Zahlen- und Erkenntnisbasis,
* zur Dynamik des Virusgeschehens und
* zur Ausbreitungsdynamik in Deutschland

Eine repräsentative Studie, wie sie Prof. Kämmerer gefordert hatte, gibt es bis
heute (10.2020) nicht in der geplanten Form.

Es wurde inzwischen eine ganze Reihe von Studien durchgeführt, insbesondere
zur *Antikörpererfassung*: hier hat sich gezeigt, dass die *Gefährlichkeit des Virus
im Bereich einer Grippe* liegt.

Zu den PCR-Tests wird die Frage gestellt, inwieweit man mit ihrer Hilfe erkennen kann, ob überhaupt infektiöses Material vorliegt. Durch seine Replikation
werden ganz kleine Viruspartikel erwischt, möglicherweise auch nur ausge-
schiedenes oder restliches Material. Deshalb lässt sich nicht sicher feststellen, ob
überhaupteine aktive Infektion vorliegt.

   Bei einem Ringversuch der Deutschen Akkreditierungsstelle zum PCR-Test hat
diese einige Proben an Laboratorien verschickt:

* einige wurden mit dem Virus versetzt
* andere mit einem harmlosen Coronavirus
* und es gab auch eine Leerprobe

Es gab folgende irritierende Ergebnisse:

---

[34] https://corona-ausschuss.de/sitzung1/
[35] https://deutsch.rt.com/inland/100941-grundlage-fur-weitreichende-entscheidungen-
stichproben/

- bei der Leerprobe waren 1,4 % des Tests falsch positiv
- bei einem Test, der mit einem harmlosen Coronavirus versetzt war, gab es 7,6 % positive Ergebnisse

Das kann man alles nachlesen. (...) Auch, welche Tests von welcher Firma aufgefallen sind.

Schon nach der vorangegangenen Anhörung zur Situation in Italien hatten die befragten Experten auf viele positive Testergebnisse hingewiesen:

In Italien wurde insbesondere der Test einer türkischen Herstellerfirma (...) verwendet. Diese hatte zumindest in diesem Ringversuch, mit 25 bis 40 Prozent falsch positiven Ergebnissen bei den nicht mit SARS-CoV-2 versetzten Proben sehr schlecht abgeschnitten. Das war bemerkenswert.

Man muss das Geschehen daher auch unter diesem Aspekt sehen, denn wir wissen nicht, welche Tests mit Hilfe welcher Materialien in welchem Labor zum Einsatz kommen. Wir müssen prüfen, was an einem positiven Testergebnis dranhängt, auch juristisch, warum man aus welchem Grund in Quarantäne ist und seinen Betrieb schließen muss und so weiter. Man müsste eigentlich davon ausgehen können, dass der Test insgesamt sehr zuverlässig ist. Hier gibt es stets erhebliche Unsicherheiten.

## 10.3 Relevanz von Tests

Besonders hervorgehoben wurde die fachliche Expertise Kämmerers durch ihre langjährige Erfahrung in Diagnostik und Bewertung immunologischer Befunde. Dies sei ausgesprochen wichtig, weil Entscheidungen der Gesundheitsämter auf der Basis immunologischer Ergebnisse und Tests gefällt werden. Sind die Tests unzuverlässig und ihre Ergebnisse ungenau oder gar falsch, so hat das weitreichende wirtschaftliche oder gar gefährliche gesundheitliche Konsequenzen.

Aufgrund solcher Fahrlässigkeiten entsteht der Eindruck, dass es noch kein Bewusstsein um die Bedeutung der Tests und die Verantwortung für ihre Konsequenzen gibt. So beispielsweise für Menschen, die aufgrund von Messergebnissen ihre Arbeit verlieren. So haben Test nicht nur erhebliche Auswirkungen für Einzelpersonen, sondern für die ganze Wirtschaft.

Dies bestätigte Prof. Kämmerer.

Der PCR-Test ist kein immunologischer Test, sondern lediglich ein Nukleinsäurenachweis: bei solchen Tests wird nur einen kleinen Genabschnitt aus einer ausgewählten Region des Virus multipliziert, ohne feststellen zu können ob das vollständige Virus noch vorhanden ist. Kleine intakte Fragmente würden zwar nachgewiesen, denn man messe das Vorhandensein einer Nukleinsäure, wie beispielsweise ein Rechtsmediziner das Vorhandensein genetischer Spuren untersuche. Das Gefundene hat nichts mit lebenden Zellen zu tun, nichts mit aktiven Viren und nichts mit irgendeiner Krankheit.

Ob ein solcher Test also grundsätzlich eine Infektion nachweisen kann, ist fraglich, dabei aber entscheidend. So der Corona Ausschuss in seiner Nachfrage.

Wenn er ausreichend spezifisch ist, kann der PCR-Test nachweisen, dass die Nukleinsäure des Virus im Patienten gefunden wurde.

- Er kann aber nicht sagen, ob das Virus replikationsfähig ist und ob es sich im Wirt tatsächlich vermehrt
- Er kann auch nichts darüber aussagen, ob der Patient dann ursächlich an diesem Virus erkranken kann, damit also infektiös wird

Nur wenn bei einer Person Krankheitssymptome auftreten und zugleich eine hohe Nachweiswahrscheinlichkeit für die Existenz einer typischen Nukleinsäure vorliegt, dann ist die Wahrscheinlichkeit sehr groß, dass das Virus ursächlich beteiligt war.

- Bei vielen positiv Getesteten ohne Symptome lässt sich allerdings nicht sicher feststellen, ob sie mit einer großen Viruslast befallen sind oder nicht
- Man kann auch nicht von einer tatsächlichen Infektion im Sinne einer Reaktion des Körpers sprechen
- Wenn auf der Oberfläche des Abstriches die Virus-RNA festgestellt wird, heißt das noch nicht, dass sich das Virus in den Zellen befindet
- und das heißt nicht, dass da eine intakte, vermehrungsfähige Viruslast vorhanden ist. So etwas lässt sich mit dem Test nicht nachweisen
- An dieser Stelle muss darauf hingewiesen werden, dass die Hygienebedingungen, die beim Abstrich am Autofenster oder in einem Flur auf dem Airport herrschen, mittelalterlich sind und damit ein tatsächliches Gefährdungspotential für Infektionen mit einem ganzen Virenspektrum dar stellen

Dies sind wesentliche Merkmale der PCR-Tests, die jetzt überall angewandt werden und aus deren Ergebnissen die aktuellen Corona-Maßnahmen abgeleitet werden. Solche entscheidenden Informationen bleiben einer Bevölkerung, die sich Masken aufsetzen und anderes befolgen muss, verborgen. In den USA sind die ständig neuen Meldungen über Infektionszahlen der einzige Grund für die jetzt laufende Panik.

Ein positiver PCR-Befund sagt nur aus, dass ein Kontakt zu molekularem Virusmaterial bestanden hat, so Kämmerer. Es heißt aber noch nicht, dass der Kontakt mit einer *ausreichenden, krank machenden Menge an Virus* stattgefunden hat. Es gebe zwar bei anderen Viren wie etwa HIV entsprechende PCR-Tests, bei denen man sich ab einer gewissen Sensitivität des Tests auf das Vorhandensein des Virus einige. Bei SARS-CoV-2 allerdings lassen die vorhandenen Testergebnisse derzeit keine entsprechenden Bewertungen zu.

Wie bei anderen Viruserkrankungen müsste man ein direktes Virus-Isolat von Patienten gewinnen, beziehungsweise nachweisen, um darüber die PCR-Tests zu validieren. Kämmerer sagt, sie habe bisher noch nichts in der Literatur gefunden, dass dies einmal gemacht worden wäre.

Eine solche Validierung sei von der EU vorgeschrieben für Tests, die für diagnostische Zwecke eingesetzt werden sollen.

Dazu gehörten normalerweise auch Ringversuche zu Tests und Laboratorien mit Proben, von denen nicht bekannt ist, ob sie das nachzuweisende Material enthalten oder nicht. Nur die Diagnostiksammelstelle wisse um die Zusammensetzungen. An sie würden die Ergebnisse der beteiligten Tests und Labore zurückgemeldet: positiv, negativ, schwach positiv. Ein *Ringversuch* oder Ringvergleich bzw. Laborleistungstest ist eine Methode der externen Qualitätssicherung für Messverfahren sowie Mess- und Prüflaboratorien. Grundsätzlich werden identische Proben mit identischen Verfahren oder mit unterschiedlichen Verfahren untersucht. All dies gibt es derzeit leider nicht.

## 10.4  Funktionsweise des PCR Tests

Kämmerer beschrieb auf Bitten des Ausschusses die Funktionsweise der Tests, die auf der *Polymerase-Ketten-Reaktion* (Polymerase-Chain-Reaction, *PCR*) beruhen.

Dabei handelt es sich um einen enzymatischen Vervielfältigungsprozess von Nukleinsäuremolekülen (RNA), der auf den und in den Zellen ablaufenden molekularbiologischen Vorgängen aufbaut. Für die Nutzbarmachung dieses PCR-Mechanismus hatte der US-amerikanische Biochemiker *Kary Mullis* 1993 den Nobelpreis erhalten. Im Falle von RNA-Viren wie Coronaviren werden einsträngige Nukleinsäuremoleküle in doppelsträngige (DNA) überführt, an denen im weiteren der Vervielfältigungsprozess ablaufe. Konkret werden ausgewählte kleinere Nukleinsäuremoleküle, sogenannte *Primer*, eingesetzt, die zur gesuchten Zielsequenz passen

## 10.5 Die Polymerase Kettenreaktion PCR

Mit der PCR lassen sich ausgewählte Desoxyribonukleinsäure-(DNA-) Abschnitte vervielfältigen, die durch zwei bekannte DNA-Sequenzen (sog. *Primer*) eingerahmt werden. [36]

Als *Kary Bank Mullis* 1983 während einer nächtlichen Autofahrt die Methodik der PCR erdachte, war ihm wohl nicht bewusst, welchen weitreichenden Einfluss diese molekularbiologische Technik auf die Erforschung des menschlichen Genoms und viele andere Bereiche der modernen Forschung haben sollte. 1993 Nobelpreis Chemie. Zunächst erschien die Methode recht einfach, doch erst mit der Entdeckung thermostabiler DNA-Polymerasen und der Entwicklung spezieller Analysengeräte, sogenannter Thermocycler, konnte sich PCR in der modernen Lebensmittelanalytik durchsetzen.

Basis für die weitergehenden Überlegungen war die DNA. Dieses Molekül trägt die Erbinformation jedes Lebewesens. Es besteht aus *Nukleotiden*.

Jedes Nukleotid besteht

- aus einer Base (*Adenin Thymin Guanin Cytosin*),
- einem Zucker (*Desoxyribose*)
- einer *Phosphatgruppe*.

Zwischen den komplementären Basen *Adenin* und *Thymin* sowie *Guanin* und *Cytosin* bilden sich Wasserstoffbrücken und über diese eine helicale Struktur. Auf jedem DNA-Strang steckt in der Abfolge der Basen die genetische Information, der Genetische Code jedes Lebewesens. Die auf beiden Strängen gespeicherte Information ist identisch, jedoch unterschiedlich formiert. 1962 wurde den Forschern *Crick*, *Watson* und *Wilkins* für ihre Entdeckung, dass die DNA in ihrem natürlichen Zustand als Doppelhelix zweier antiparallel verlaufender DNA-Stränge vorliegt, der Nobelpreis für Medizin verliehen.

---

[36] https://www.lci-koeln.de/deutsch/veroeffentlichungen/lci-focus/die-polymerasekettenreaktion-pcr-

# 11  Bakterien und Viren

[37] Dr. Alexandra Kirsten 25.03.2020

## 11.1  Unterschiede zwischen Bakterien und Viren

Bakterien und Viren – aus dem täglichen Leben kennen wir sie. Wir wissen, dass sie für das menschliche Auge unsichtbar sind, fast überall vorkommen und uns krank machen können. Viel mehr haben sie nicht gemeinsam. Das Corona Virus Covid-19 ist der aktuelle Spieler in der epidemischen Szene. Es gibt sie in den unterschiedlichsten Arten und viele davon existierten bereits auf der Erde zu Zeiten, als es noch keine größeren Lebewesen gab.

Doch wie unterscheiden sich Virus und Bakterium?

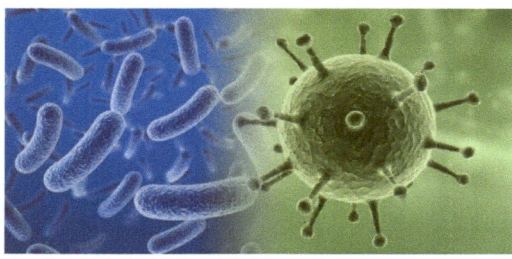

Bakterien (links) können sich im Gegensatz zu Viren (rechts) unabhängig von einer externen Hilfe vermehren. Sie haben ihr Energiesystem an Bord. Ein Virus hingegen braucht einen Wirt zu seiner Vermehrung. Dazu muss es in eine Zelle eindringen.

Abbildung 17: Bakterien und Viren im Vergleich

©Thinkstock/iStockphoto, Ingram Publishing

## 11.2  Die Größe

Bakterien und Viren sind besonders an ihrer Größe zu unterscheiden. Bakterien sind bis zu hundertmal größer als Viren. Bakterien haben in der Regel einen Durchmesser von etwa 0,6 bis 1,0 Mikrometer (μm). Sie sind mit einem normalen Lichtmikroskop zu erkennen und zu unterscheiden. Viren hingegen sind deutlich kleiner: man erkennt sie nur unter dem Elektronenmikroskop.

---

[37] https://www.apotheken-umschau.de/Infektion/Der-Unterschied-zwischen-Bakterien-und-Viren-209555.html
apotheken-umschau.de

## 11.3  Der Bauplan

Ihre Baupläne unterscheiden Viren und Bakterien.

*Bakterien* besitzen eine Zellwand. Sie umschließt das *Zytoplasma*, die *Ribosomen* und den *Erbgut-Faden des Bakteriums*. Das *Zytoplasma* ist die Grundstruktur der Zelle. In ihm laufen Stoffwechselvorgänge ab. Die *Ribosomen* helfen bei der Eiweißsynthese und bei der Vermehrung des Bakteriums. Zusätzlich tragen viele Bakterien eine oder mehrere Geißeln, die zur Fortbewegung dienen. Manche Arten besitzen sogenannte *Pili*, die bei der Anheftung an andere Bakterien, Oberflächen oder Zellen helfen.

*Viren* sind einfacher aufgebaut. Sie bestehen meistens nur aus ihrem Erbgut, das in einer Hülle aus Proteinen, dem *Capsid*, eingeschlossen ist. Einige Viren besitzen zudem eine Virushülle, bestehend aus einer Lipid-Doppelschicht.

## 11.4  Der Aufbau von Bakterium bzw. Virus

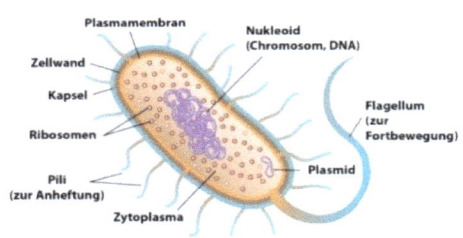

Ein Bakterium ist ein einzelliges Lebewesen. Neben ihrem Erbgut (DNA) verfügen alle Bakterien über ein Zytoplasma, eine Zytoplasma-Membran und Ribosomen. Damit kann die Bakterie ihren eigenen Stoffwechsel betreiben. Manche besitzen zusätzlich eine Zellwandmembran, Geißeln zur Fortbewegung oder Pili zur Anheftung an Oberflächen.

Abbildung 18: Aufbau eines Bakteriums
©Thinkstock/iStockphoto, Ingram Publishing

Abbildung 19: Aufbau eines Virus

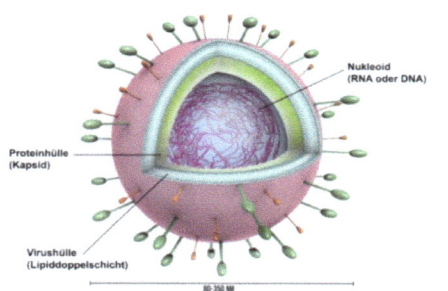

In unserem Fall besitzt das Virus neben einer Proteinhülle (*Kapsid*) auch eine Virushülle (*Lipid-Doppelschicht*), was allerdings nicht bei allen Viren der Fall ist.
Bei Viren mit einer Virushülle ist diese in der Regel empfindlich gegenüber Lösungsmittel für Fett, also auch Seife. Daher soll Händewaschen helfen, um das Virus untauglich zu machen.

61

## 11.5  Bakterien sind Lebewesen - Viren nicht

Lebensweise und somit der Stoffwechsel von Bakterien sind unterschiedlich. Es gibt Bakterien, die für ihren Stoffwechsel Sauerstoff benötigen und solche für die Sauerstoff Gift ist. Einige Bakterien brauchen Licht um zu existieren, andere Chemikalien, wie zum Beispiel Schwefel.

Weil Viren keinen eigenen Stoffwechsel haben, werden sie - im Gegensatz zu Bakterien nicht zu den Lebewesen gerechnet. Allenfalls wären sie Grenzformen, wie immer diese definiert sind.

|  | **Bakterium** | **Virus** |
|---|---|---|
| **Größe** | 0,1 - 700 Mikrometer | 20 - 300 Nanometer |
|  | einzellige Lebewesen | kein Lebewesen |
| **Bauplan** | eigener Stoffwechsel | ohne Stoffwechsel |
|  | eigene Zelle | ohne Zelle |
| **Vermehrung** | durch Zellteilung | mit Wirtszelle |

## 11.6  Die Vermehrung

In der Regel vermehren sich Bakterienzellen wie menschliche Zellen durch Zellteilung. Bevor sich eine Bakterienzelle teilen kann, kopiert sie ihr Erbgut. Dann schnürt sich das Bakterium in der Mitte ein. Aus einer Mutterzelle werden zwei Tochterzellen, deren jede sich wiederum selbst teilen kann.

Viren hingegen können sich nicht selbstständig vermehren. Sie brauchen einen Wirt. Da sie kein Zytoplasma und keine Ribosomen besitzen, können sie weder ihr Erbgut selbst kopieren, noch ihre Hülle selbst herstellen. Sie dringen daher in fremde Zellen ein, die sogenannten *Wirtszellen*. In diese schleusen sie ihre eigene Erbinformation ein.

Die Erbinformation des Virus *programmiert* also das Erbgut der Wirtszelle um, wonach diese weitere Viren produzieren kann und auch produziert.

Die neuen Viren verlassen die Wirtszelle dann entweder zur *Exocytose* (das Ausschleusen aus der Zelle durch *Knospung*) oder zur *Lysierung*: bei der Knospung werden Viren gemeinsam mit Teilen der Zelle abgeschnürt. Bei der Lyse wird die Membran der Wirtszelle aufgelöst, so dass Viren in die Umgebung gelangen können.

## 11.7 Coronaviren

[38] *Coronaviren* [von *\*coron* -], *Coronaviridae*, Familie von RNA-Viren.
Sie werden in die Gattungen *Coronavirus* (Coronaviren i. e. S.) und *Torovirus* (Toroviren) eingeteilt.
Sie infizieren verschiedene Säugetierarten und den Menschen.

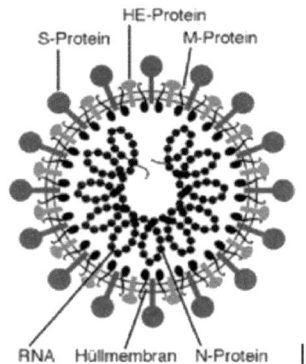

Abbildung 20: Aufbau Coronavirus

Aufbau eines Coronavirus-Partikels:
Im Inneren liegt das mit N-Protein komplexierte RNA-Genom als helikales Nucleocapsid vor.
Es ist von einer Membranhülle umgeben, in welche die Glykoproteine S und HE (nur bei Virustypen HCV-OC43 und ähnlichen) sowie das nicht-glykosylierte M-Protein eingelagert sind.

Beim Menschen führen die Coronaviren HCV-229E und HCV-OC43 zu akuten Erkrankungen des oberen Respirationstrakts. Man nimmt an, dass Coronavirus-Infektionen ungefähr ein Viertel aller Erkältungskrankheiten verursachen.

Die *Virionen* sind pleomorph bis rundlich mit einem Durchmesser von 120–160 nm (Coronavirus) bzw. scheiben-, nieren- oder stäbchenförmig mit einem Durchmesser von 120–140 nm (Torovirus).

Als *Pleomorphie* bezeichnet man in der Medizin die Eigenschaft von Zellen oder Mikroorganismen ein unterschiedliches Erscheinungsbild anzunehmen. Das entsprechende Adjektiv lautet *pleomorph*.

Die äußere *Lipo-Proteinhülle* trägt 2–4 virusspezifische Oberflächenproteine von denen das große Glykoprotein (S- oder Spike-Protein) charakteristische, keulenförmige Fortsätze (Peplomere; Virushülle) von ca. 20 nm Länge bildet, deren Aussehen im elektronenmikroskopischen Bild an eine Sonnenkorona erinnert.

Das *Nucleocapsid* ist helikal (Coronavirus) oder stäbchenförmig (Torovirus). Als Genom liegt eine einzelsträngige, infektiöse RNA (Plusstrang-Polarität) vor, die

---

[38] https://www.spektrum.de/lexikon/biologie/coronaviren/15358

eine Länge von ca. 30 kb (Coronavirus) oder 20 kb (Torovirus) aufweist. Damit besitzen Coronaviren von allen RNA-Viren die längsten Genome.

Die Replikation der Coronaviren findet im Cytoplasma statt. Die Genom-RNA dient als mRNA zur Synthese der viralen RNA-Polymerase und später als Matrize zur Bildung der Antigenom-RNA. Bei der Translation der Genom-mRNA werden die in zwei Genen vorliegenden Informationen durch einen als ribosomal frame shifting (ribosomale Rasterverschiebung) bezeichneten Prozess in ein kontinuierliches Genprodukt übersetzt, das schon während der Translation (cotranslational) in die Endprodukte, eine Protease und die RNA-abhängige RNA-Polymerase gespalten wird. Die Antigenom-RNA dient als Matrize zur Synthese subgenomischer mRNAs und neuer vollständiger Genom-RNAs.

Die subgenomischen mRNAs besitzen gleiche 3´-Enden, aber unterschiedlich versetzte 5´-Enden und steuern jeweils die Synthese eines einzelnen Proteins. An den äußersten 5´-Enden tragen sie eine gemeinsame, 60–80 Nucleotide lange ‚leader'-Sequenz, die dem 5´-Ende der Genom-RNA entspricht.

Man nimmt an, daß die Synthese der subgenomischen mRNAs durch diskontinuierliche Transkription erfolgt, die an der ‚leader'-Sequenz gestartet und dann an unterschiedlichen Stellen zwischen den Genen fortgesetzt wird. Die Virusreifung erfolgt durch Knospung (_budding_) an Membranen des endoplasmatischen Reticulums und des Golgi-Apparats.

## 11.8 Impfung - Notwendigkeit und Folgen

[39] Prof. Dr. Sucharit Bhakdi in SERVUS TV, Interview
Facharzt für Mikrobiologie und Infektionsepidemiologie

**SERVUS TV**, Dr. Ferdinand Wegscheider, Intendant Servus TV:
Die Entwicklung eines Impfstoffes hat bisher mindestens 4 - 5 Jahre in Anspruch genommen. Das war Stand der Wissenschaft. Nun soll es bei Corona plötzlich anders gehen! Der österreichische Gesundheitsminister sagt allen Ernstes, es könnte im Januar 2020 schon eine sichere Impfung geben. Und bisher als seriös geführte Medien stellen das nicht in Frage, und sie meinen, das würde relativ wenige Nebenwirkungen haben. Sind Politik und Medien von der Pharmaindustrie schon völlig korrumpiert?

**Bhakdi:**
Das weiß ich nicht, aber was ich nicht verstehe, ist die Behauptung, dass man den Impfstoff dringend braucht. Jetzt werde ich einmal an das Publikum zu-

---

[39] https://www.youtube.com/watch?v=e4pIQ8zJ8Jc

rückfragen: Wissen Sie wie viele Menschen unter 70 Jahren an Covid-19 verstorben sind, also von 1000 unter 70jährigen, die infiziert waren? Dazu müssen Sie in die Berichte des RKI gehen und die Zahlen selbst herausrechnen. Wie viele Covid-19 Tote hat es unter den 70jährigen gegeben: wir hatten etwa 185.000 unter 70jährige, die infiziert waren, das bedeutet, dass die meisten jung waren, denn insgesamt waren es 230.000. Unter diesen 0 – 70jährigen sind 0,7 % mit und an Covid-19 gestorben. Das heißt, dass 99,3 % nicht gestorben sind. Die meisten davon waren nicht einmal ernsthaft krank. In Amerika weiß man inzwischen, dass nur ungefähr 6 % der Menschen, die als ,Covid-Opfer' geführt wurden, ,echte' Opfer waren. Die anderen, 94 %, und das wurde von *Centers for Disease Control and Prevention (CDC; deutsch Zentren für Krankheitskontrolle und -prävention)* publiziert, hatten schwere Vorerkrankungen. Das bedeutet, dass weniger als 0,05 % tatsächlich an Covid-19 gestorben sind. Ich kann Ihnen sagen: ich werde mich niemals impfen lassen! Ich bin älter als 70 Jahre, habe aber keine Vorerkrankungen. Ich sage nicht, dass SARS Cov-2 harmlos ist, nein, es ist etwa so gefährlich wie ein Grippe-Virus saisonal—mittelschwer.

Die Gefährdeten sind die über 70jährigen mit schweren Vorerkrankungen. Sie zu schützen ist gerechtfertigt. Die Frage ist aber wie? Mit Impfungen? Von mir aus ja, aber dieser Impfstoff muss dann verdammt gut auf Sicherheit geprüft sein, weil er eben bei älteren kranken Menschen angewandt werden würde, und nicht bei jungen gesunden. Für eine Prüfung reichen 12 Monate nicht aus. Mit Sicherheit auch nicht 5 Jahre. Und das gilt schon für konventionelle Impfstoffe. Hier aber haben wir es mit einer völlig neuen Art von Impfstoff zu tun. Dieser Impfstoff ist Gen-basiert. Er gleicht nicht einem normalen konventionellen Impfstoff, wie es der Grippe-Impfstoff ist. Sein Einsatz birgt ein besonderes Risiko.

**SERVUS TV**
Das ist ein zentraler Punkt. Gen-basierte Impfstoffe haben ein hohes Risikopotential. Wir erleben seit vielen Jahren eine massive Protestbewegung gegen Genmanipulationen in unseren Nahrungsmitteln. Gerade die Grünen bekämpfen den Verkauf Gen-manipulierter Nahrungsmittel; jetzt geht es um eine Genmanipulation im menschlichen Körper und offensichtlich haben dieselben Leute dagegen keine Bedenken.

**Bhakdi**:
Das kann ich auch nicht verstehen. Und ich will es auch nicht verstehen. Ich will es auch nicht akzeptieren. Wir können nicht behaupten, weil das Virus so ge-

fährlich ist müssen wir alles zur Seite schieben, sonst wird es uns auslöschen. Die deutsche Bundeskanzlerin hat 54 Millionen Dosen des Gen-basierten Impfstoffes bei dieser britischen Firma reserviert.

**SERVUS TV**
Auch in Österreich wurden 6 Millionen Dosen bestellt bei einer Gesamtbevölkerung von 8 Millionen.

**Bhakdi:**
Wie kann man das machen!? Mit unseren Steuergeldern, auch das noch!

**SERVUS TV**
Man bewirbt diese Impfung täglich, nennt sie harmlos und sie soll gratis sein. Der Staat soll die Kosten dafür übernehmen.

**Bhakdi:**
Der Staat zahlt aber mit Steuergeldern.
Der Verlauf bei der Impfung ist folgender: Wenn ein Virus in einer Zelle Eiweiß produziert, dann entsteht ‚Abfall‘ und dieser wird als Müll vor die ‚Tür‘ gestellt. Dieser Abfall wird von Lymphozyten erkannt. Mitunter von Killer-Lymphozyten unseres Körpers, die wir alle haben. Sie erkennen den Müll als Müll von einem Corona-Virus, weil diese Lymphozyten schon früher andere Corona-Viren kennengelernt haben. Letztes Jahr, vorletztes Jahr, und diese Lymphozyten haben ein lang reichendes Gedächtnis.
Diese Killer-Lymphozyten sind wahrscheinlich bei folgendem Vorgang beteiligt: Wenn Sie oder ich eine SARS Cov-2 Begegnung mit einem solchen Virus haben, dann dockt dieses tatsächlich an eine Zelle an, lässt seine Viren-Bausteine von ihr ‚produzieren‘, also vervielfachen.

**Anm. d. Verf.:** Der russische Pharmakonzern R-Pharm will an seinem Standort in Illertissen im Kreis Neu-Ulm einen Impfstoff gegen das Coronavirus herstellen. In die neue Produktionsanlage würden mehr als 20 Millionen Euro investiert, sagte Standortleiter Ivan Semenov der ‚Südwest Presse‘. Bereits im ersten Quartal 2021 soll demnach die Fertigung des sogenannten Oxford-Impfstoffes starten. Die Kapazität sei auf 500 Millionen Impfdosen im Jahr ausgelegt. Mit dem Impfstoff sollen 35 Länder beliefert werden, unter anderem die GUS-Staaten, also verschiedene Nachfolgestaaten der Sowjetunion - nicht aber Deutschland oder andere EU-Staaten. R-Pharm hatte 2014 den Standort Illertissen vom US-Pharmakonzern Pfizer übernommen. Die 350 Beschäftigten hatten weiter für Pfizer produziert. Die Zusammenarbeit läuft aber aus. Die Illertisser Firma sucht deshalb nach neuen Aufträgen und will eigene Arzneimittel vermarkten.

**Bhakdi:**

Die Killer-Lymphozyten aus den Vorjahren kommen an den Müll heran, sie erkennen die erkrankte Zelle und bringt die Zelle um. Die Viren können dort nichts mehr produzieren und der Mensch ist wieder gesund. Das ist der Hauptmechanismus der Gesundung bei Grippe und SARS Cov-2. Das ist der Grund, weshalb wir als Erwachsene relativ gut geschützt sind. Wenn Sie unter 70 Jahre alt sind und nicht an etwas anderem schwer erkrankt sind, werden solche Brände praktisch immer gelöscht.

Wenn Sie aber so töricht sind und das Gen des Virus injizieren, so dass das Virus irgendwo hingeht und dort Müll produziert, dann werden die Killer-Lymphozyten eben dorthin gehen und diese Zellen abtöten. Das wirkt wie eine Auto-Immun-Reaktion. Weil diese Versuche nie durchgeführt wurden, weiß man nicht wie sie ablaufen werden. Die Pharmaindustrie hat niemals daran gedacht, dass es dazu kommen könnte. Wenn Sie in die Literatur gehen und über die Verträglichkeit des Impfstoffes lesen, dann werden Sie eine Arbeit aus Anfang August 2020 über Phase 2 finden, über Impfversuche bei einer kleinen Anzahl englischer Freiwilliger: in 20 % der Fälle waren die Nebenwirkungen so schwer, die Leute haben riesige Schwellungen bekommen, Fieber, Schüttelfrost, Kopfschmerzen, Gliederschmerzen, Muskelschmerzen, waren so krank, dass sie nicht das Bett verlassen konnten.

**SERVUS TV**

Das ist ja offensichtlich ein Zeichen, wie hier medial zu manipulieren versucht wird, unter der Schlagzeile, es solle eine Gratis-Impfung geben. Eine Pharmalobbyistin sprach von geringen Nebenwirkungen.

**Bhakdi:**

Das halte ich für verwerflich. In der publizierten Arbeit steht was die Engländer getan haben: weil die Nebenwirkungen so schwer waren, mussten die Probanden der nächsten Tranche hohe Dosen von Fieber senkenden Mitteln und Schmerzmitteln (*Paracetamol*) erhalten.

**Anm. d. Verf.:** Nebenwirkungen des Schmerzmittels Paracetamol: [40]

- Anstieg der Leberenzyme (Serumtransaminasen)
- Verminderung der Blutplättchen (Thrombozytopenie)

---

[40] https://www.google.com/search?client=firefox-b-d&q=parazetamol

- Verminderung weißer Blutkörperchen (Agranulozytose)
- allergische Reaktionen (Hautausschlag / Nesselausschlag)
- Schockreaktion
- Verengung der Atemwege (Analgetika-Asthma)

Es war sogar bei einem Probanden eine *Transverse Myelitis* aufgetreten (Rückenmarkentzündung), eine Autoimmunreaktion, so dass die Versuche kurzzeitig angehalten wurden.

**Bhakdi:**

Um die Reaktion der Impfung zu mindern: Zuerst das Schmerzmittel. Dann die Impfung. Eine schreckliche Kombination.

Auf diese Reaktion hin wurde die nächste Phase in Indien durchgeführt und ich bin sicher, dass das Ergebnis mit Freude entgegen genommen werden wird.

Wollen Sie, dass Ihre alten Angehörigen einen solchen Impfstoff erhalten? Wofür soll das gut sein?

**SERVUS TV**

Was war der Schwedische Weg? Wie war das mit der Risikogruppe über 70 Jahre mit Vorerkrankungen?

**Bhakdi:**

In den schwedischen Pflegeheimen waren viele Ausländer untergebracht, die der schwedischen Sprache nicht mächtig waren. Das Wichtigste in Zukunft wird die Regulierung des Zutritts zu gefährdeten Menschen sein. Also Händereinigung, Masken wie früher. Auch für die Grippe.

Man sollte sich auch anderen wichtigen Sachen zuwenden. Schule. Bildung. Wirtschaft. Kultur. Menschen, die heute keinen Besuch erhalten dürfen wegen Corona. Alles ist momentan kaputt.

Es gibt schon eine Menge furchtbarer Kollateralschäden: Arbeitslosigkeit. Psychische Erkrankungen. Selbstmorde.

## 11.9   Impfung - Risiken und Komplikationen

[41] Alan Niederer nzz.ch

Wie häufig sind Impf-Komplikationen und wie entstehen sie?

---

[41] https://www.nzz.ch/wissenschaft/impfungen-wie-haeufig-sind-komplikationen-und-wie-entstehen-sie-ld.1578249?utm_source=pocket-newtab-global-de-DE

Zwei Frauen sind nach Erhalt eines Kandidatenvakzins gegen SARS-CoV-2 schwer erkrankt. Das könnte auf eine Nebenwirkung hindeuten – muss aber nicht. Was es über Impfrisiken und Impfkomplikationen zu wissen gilt:

Eine wirksame Schutzimpfung würde in Corona-Zeiten vieles vereinfachen, anders als bei vielen Infektionskrankheiten dürften kleine Kinder aber nicht die ersten sein, die gegen Covid-19 immunisiert werden.

Seit Monaten wartet die Welt auf eine Schutzimpfung gegen das neue Corona-virus. Damit, so die Überzeugung, ließe sich die Pandemie endlich beenden. Noch weiß allerdings niemand wie wirksam die herbeigesehnte Impfung gegen SARS-CoV-2 sein wird. Und wird sie auch sicher sein? Ein Impfstoff der Univer-sität Oxford hat vor kurzem die Diskussion um Nebenwirkungen neu entfacht, denn das an der Evaluation beteiligte Pharmaunternehmen AstraZeneca musste sein Studienprogramm unterbrechen, nachdem zwei Frauen nach der Immuni-sierung schwer erkrankt waren.

In einem Fall war von einer Rückenmarkentzündung (*Transverse Myelitis*) die Rede, bei der zweiten Frau scheint die Diagnose weniger klar. Zudem: Ob die Beschwerden der Probandinnen mit dem Impfstoff zusammenhängen, ist offen-bar nicht belegt. Es stellen sich daher zwei zentrale Fragen: Wie häufig sind schwere Nebenwirkungen nach Impfungen? Und wie kommen sie zustande?

Gemäß Bundesamt für Gesundheit sind schwere Nebenwirkungen oder blei-bende Schäden nach Impfungen sehr selten – aber es gibt sie. Von schweren unerwünschten Impferscheinungen sind normale Impfreaktionen wie Rötung, Schwellung und Schmerzen an der Einstichstelle sowie Allgemeinreaktionen wie Fieber, Kopf- und Gliederschmerzen und Unwohlsein abzugrenzen. Diese Reaktionen sind Ausdruck der erwünschten Auseinandersetzung des Immun-systems mit dem Impfstoff.

Nach echten Impfkomplikationen wird in klinischen Zulassungsstudien, wie sie derzeit mit verschiedenen SARS-CoV-2-Vakzinen laufen, intensiv gefahndet. ‚Damit lassen sich aber nicht alle möglichen Probleme erkennen‘, sagt die inter-national anerkannte Impfexpertin Claire-Anne Siegrist vom Universitätsspital Genf. Das hänge mit der Seltenheit solcher Komplikationen zusammen.

Siegrist macht ein Rechenbeispiel. Bei einer schweren, potentiell tödlichen Nebenwirkung, die seltener als einmal auf 100.000 geimpfte Personen vor-komme, müsse man weit über 300.000 Personen immunisieren, um die Komplikation sicher nachzuweisen.

Für die Professorin ist deshalb klar: ‚Eine Impfung gegen SARS-CoV-2 sollten zuerst Personen erhalten, die ein hohes Risiko für einen schweren Covid-19-Verlauf haben.‘

Die meisten unerwünschten Wirkungen nach Impfungen werden durch eine Reaktion des Immunsystems ausgelöst. Im besten Fall handelt es sich dabei um eine harmlose Entzündung, die zur normalen Impfreaktion gehört. Ernsthafter, aber fast immer behandelbar sind allergische Reaktionen. Diese würden oft nicht durch den eigentlichen Impfstoff, sondern durch beigemischte Wirkverstärker und andere Stoffe ausgelöst, sagt Siegrist. Hier könnten SARS-CoV-2-Impfstoffe mit viralem Erbgut (DNA- und RNA-Vakzine) einen Vorteil gegenüber konventionellen (abgeschwächtes Virus, Virusproteine) oder vektorbasierten Impfstoffen haben.

Ein größeres Problem seien jedoch Autoimmunkrankheiten, die von Impfungen über das Phänomen *Molekulare Mimikry* ausgelöst werden können.

[42] Molekulare Mimikry beschreibt die Angleichung der Strukturen von Proteinen und Kohlenhydraten von Pathogenen (Krankheitserregern) im Zuge einer Immunevasion an diejenigen ihres Wirtes. Vorgang, bei dem Pathogene mithilfe von Mutation oder spezifischen Mechanismen einer Erkennung oder Abwehr durch das Immunsystem entgehen. Derart angeglichene Moleküle werden schlechter vom Immunsystem erkannt, wenn ähnliche oder gleiche Substanzen auch im Wirt vorkommen. Da der Wirtsorganismus im Normalfall gegen die eigenen Moleküle keine Antikörper bildet, werden diese Bestandteile des Pathogens nicht als Antigen erkannt. Das Immunsystem geht fälschlicherweise gegen körpereigene Bestandteile vor, wenn die angegriffenen Strukturen Ähnlichkeit mit Bestandteilen der Impfung haben. Eine solche Autoimmunität ist nicht selten gegen das Nervensystem gerichtet. Klinisch kann dabei eine Entzündung der Nerven (*Guillain-Barré-Syndrom*), des Rückenmarks (*Myelitis*) oder des Gehirns (*Enzephalitis*) im Vordergrund stehen.

Attacken gegen körpereigene Moleküle gehen aber nicht nur von Impfungen aus. Viele virale und bakterielle Krankheitserreger können schädliche Autoimmunreaktionen auslösen. Gut untersucht ist dieser Zusammenhang beim *Guillain-Barré-Syndrom,* einer meist von den Beinen aufsteigenden Lähmung. Das Syndrom ist längst auch bei Patienten mit Covid-19 nachgewiesen worden. Die Rückenmarkentzündung in der AstraZeneca-Studie muss daher nicht zwingend impfbedingt sein. Wenn die ursächliche Zuordnung im Einzelfall schwierig ist, hilft oft die Statistik weiter.

Sollte sich zeigen, dass bei den Geimpften schwere Autoimmunstörungen häufiger vorkommen, als das ohne Impfung zu erwarten wäre, dann dürfte die

---

[42] https://de.wikipedia.org/wiki/Molekulare_Mimikry

Impfung der Auslöser sein. Andernfalls haben wohl eher andere Faktoren die Beschwerden ausgelöst.

Eine solche statistische Beweisführung ist bei Pandemrix gelungen, einem Grippeimpfstoff, der 2009 in vielen Ländern gegen die Schweinegrippe-Pandemie zum Einsatz kam. In Finnland und weiteren europäischen Ländern führten die Vakzine bei Kindern zu einem Anstieg einer sehr seltenen Autoimmunkrankheit des Zentralnervensystems (*Narkolepsie*).

,Solche zuvor unbekannten Nebenwirkungen kann man nicht voraussehen', betont Siegrist. Umso wichtiger sei die rigorose Überwachung der Sicherheit auch nach der Zulassung der Impfung.

Als weitere Quelle für mögliche Impfkomplikationen gelten bei SARS-CoV-2-Impfstoffen bestimmte Antikörper, die nach der Immunisierung gebildet werden. Dabei handelt es sich nicht um die erwünschten neutralisierenden Antikörper, die für eine Schutzwirkung unabdingbar scheinen. Aus früheren Beobachtungen – auch bei Coronaviren – weiß man, dass die Immunisierung auch nichtneutralisierende Antikörper hervorbringt. Diese Eiweißstoffe können über eine erleichterte Infektion beziehungsweise verstärkte Immunreaktion dazu führen, dass geimpfte Personen nach einer Infektion sogar schwerer erkranken als ohne Impfung.

Diesen Effekt haben Forscher bei dem Impfstoff *Dengvaxia* gegen das Denguefieber nachgewiesen, worauf der Hersteller Sanofi 2017 eine Warnung aussprach. Der Antikörper-abhängigen Verstärkung müsse bei der Evaluation von neuen SARS-CoV-2-Impfstoffen größte Aufmerksamkeit geschenkt werden, schreiben Forscher in der Fachzeitschrift Nature.

Trotz solchen Risiken seien Impfungen insgesamt ,bemerkenswert sicher'. Zu diesem Schluss kommen Wissenschaftler in einer soeben in der Fachzeitschrift Annals of *Internal Medicine* erschienenen Analyse. Sie untersuchten dafür die in den letzten zwanzig Jahren in den USA aufgetretenen Änderungen bei den Sicherheitsinformationen von zugelassenen Impfstoffen. Die Modifikationen basieren auf dem amerikanischen Meldesystem für unerwünschte Impfreaktionen (VAERS). Das Sicherheitssystem ist seit 1990 im Einsatz und liefert jährlich rund 30 000 Meldungen.

In der ganzen Zeit musste 1999 nur ein einziger Impfstoff wegen Sicherheitsbedenken vom Markt genommen werden. Dabei handelt es sich um *Rotashield*, die erste Impfung gegen Rotaviren, die bei Kleinkindern schwere Durchfallerkrankungen auslösen. Die Warnsignale in VAERS hatten die Experten auf ein stark erhöhtes Risiko für eine seltene, aber potentiell tödliche Darmeinstülpung aufmerksam gemacht. Bei Kindern unter einem Jahr war das Erkrankungsrisiko 20- bis 30-mal höher als ohne Impfung. Die US-Gesundheitsbehörde CDC schätzte, dass auf 10 000 geimpfte Kinder mit ein bis zwei zusätzlichen Darm-einstülpungen gerechnet werden muss.

Laut dem Spezialisten für Impfstoffsicherheit Daniel Salmon von der Johns Hopkins Bloomberg School of Public Health in Baltimore USA, beruhen jedoch wenige Befürchtungen rund um Impfungen auf wissenschaftlicher Evidenz. Dass auch öffentlicher Druck einen Impfstoff zu Fall bringen kann, zeigt das Beispiel von Lymerix, der ersten und bisher einzigen Humanvakzine gegen Borreliose. 1998 zugelassen, nahm der Hersteller sie vier Jahre später wieder vom Markt.

Berichte von Gelenkentzündungen hatten dem Impfstoff das Genick gebro-chen. Die mögliche Nebenwirkung wurde in Medienberichten und von Impfgegnern hemmungslos ausgeschlachtet und es wurden Gerichtsklagen gegen den Hersteller angestrengt. Die Firma nahm die Impfung schließlich vom Markt, obwohl die Gesundheitsbehörden in den Prä- und Postmarketingdaten kein erhöhtes Risiko für die berichteten Beschwerden fanden. Für Experten ist die Geschichte um *Lymerix* ein warnendes Beispiel dafür, wie irrational die Welt sein kann.

Dazu passen auch die Ergebnisse einer jüngst publizierten Umfrage zum Ver-trauen der Bevölkerung in Impfungen. Demnach ist in Europa die Zustimmung generell tief, wobei es große regionale Unterschiede gibt. So hielte in Finnland 66 Prozent der Befragten Impfungen für sicher, während die Zustimmungsrate in Litauen bei 19 Prozent lag. Als Gründe für das vielerorts geringe Vertrauen sehen die Forscher die schnelle Verbreitung von Falschinformationen zu Im-pfungen und den Umstand, dass es in Bezug auf die realen Risiken zu Übertreibungen komme. Beide schürten Zweifel und Misstrauen. Solche Mecha-nismen dürften auch hinsichtlich der SARS-CoV-2-Impfstoffe eine Rolle spielen.

## 11.10 Rückkehr zur angstfreien Normalität

Bemerkenswert klar und einfach sagte Professor Püschel: [43] [44]

‚Nach meiner Überzeugung wird diese Virusinfektion Deutschland nachhaltig beeinflussen. Wir müssen daher unsere Einstellung ändern: Wir müssen lernen mit SARS Covid-2 zu leben und wieder zur Normalität zurückkehren. Speziell im Hinblick auf junge Menschen, auf Schüler und Kitas. Krankenhäusern sollten wir uns verstärkt widmen und vielen anderen medizinischen Problemen.

---

[43] https://www.youtube.com/watch?v=-9XTOg_rkOE
Apothekenrundschau Prof. Dr. Klaus Püschel, Institutsdirektor Rechtsmedizin UKE
[44] https://www.uke.de/kliniken-institute/institute/rechtsmedizin/index.html

Die zentrale Rolle von Corona muss zurücktreten. Corona ist keine Krankheit vor der wir besondere Angst haben müssen. Wir sollten sie wie andere Vireninfektionen betrachten. Püschel geht nicht davon aus, dass wir sehr schnell eine angemessene Therapie haben werden, auch keinen Impfstoff. Lebende lernten von den Toten. Wenn man eine Krankheit verstehen wolle, müsse man auch die negativen Abläufe untersuchen, auch die negativsten, und das wären jene, die mit dem Tod endeten. Das sei für Rechtsmediziner und Pathologen selbstverständlich und unverzichtbar.

‚Wir sind den Menschen verpflichtet und damit der Wissenschaft und der Forschung. Wir müssen die Toten genau untersuchen, dazu sind wir freilich imstande. Natürlich auch aus hygienischer Sicht. Wir hatten nie eine Einschränkung bezüglich der erforderlichen Berufskleidung, auch nie bei den erforderlichen Masken. Bis heute ist bei uns in der Rechtsmedizin und in allen bekannten Instituten für Pathologie keine einzige Infektion im Zusammenhang mit Sektionstätigkeit aufgetreten. Also ist das von Seiten der Hygiene kein praktisches Problem und daher ist deutlich zu sagen, dass von Corona-Toten keine besondere Infektionsgefahr ausgeht.‘

Man könne beispielsweise einem Toten eine Maske umbinden, und selbst wenn man ihn dann bewegte, würde aus dem Mund-Nase-Bereich kein Virus in die Umgebung austreten.

‚Das Virus kann nicht aus dem Leichnam rausspringen. Man kann sich dem Leichnam ohne weiteres nähern, man kann als Angehöriger nochmal Abschied nehmen. Wir müssen vor den Toten keinerlei Angst haben, können sie auch berühren, wenn wir uns danach die Hände sorgfältig waschen.‘

Wir sollten versuchen, bezüglich dieser negativen Abläufe möglichst weitgehend zur Normalität zurückzukehren und auch unsere Angst abzulegen. Sie wäre da eindeutig fehl am Platz.

‚Jetzt im Augenblick haben wir 240 Corona-Tote, insgesamt seit Beginn der Pandemie im März 2020. In den letzten Monaten gibt es nur noch höchst vereinzelte Fälle. Die ersten 200 haben sich so zwischen Ende Mai, Anfang Juni ereignet, und davon haben wir soeben 70 Prozent obduziert, die ersten 100 sämtlich, so dass wir einen Überblick haben über etwa 180 Corona-Tote hier in Hamburg. Wir hatten von Anfang an eine sehr enge Kooperation mit den Kollegen der Institute und Kliniken, also zum Beispiel mit dem Herzspezialisten Professor Westermann und dem Nierenspezialisten Professor Huber, aber auch mit den Virologen. Die meisten Untersuchungen haben wir nicht bei uns gemacht, doch sind die Obduktionen alle bei uns gelaufen. Die wesentlichen Erkenntnisse nach den ersten Dutzend Fällen war das gehäufte Auftreten von Thrombosen und Embolien, wir haben also gezielt in allen Fällen zum Beispiel die Beinvenen untersucht und dort in 50 Prozent der Fälle Thrombosen vorgefunden und dann auch relativ in vielen Fällen Lungenembolien. Auch als Todesursache.

Der erste Hamburger Corona-Tote war gar nicht auf der Intensivstation gewesen, da es ihm relativ gut ging; er starb zu Hause an einer Lungenembolie. Die Kliniker hatten daraus den Schluss gezogen, dass man bei einer Coronainfektion rechtzeitig eine Thrombose-Prophylaxe betreiben und bei stationären Fällen nicht nur die für die Prävention übliche Dosierung einsetzen müsse, sondern die therapeutisch übliche. Dementsprechend hatten sie auch ihre Leitsätze für die Intensivbehandlung geändert.

Das ist die eine wichtige Erkenntnis. Die Zweite hat wahrscheinlich schon unser Nephrologe weitergegeben, nämlich eine frühzeitige Nierenschutztherapie, weil die Nieren zumindest bei den Patienten, die auf Intensivstationen landen, nachhaltig in Mitleidenschaft gezogen werden.'

Überraschend wäre die Häufigkeit von Thrombosen und Embolien; das wäre in dieser Art und Weise nicht erwartet worden.

,Die anderen Dinge sind für mich nicht überraschend. Wir wissen von derartigen Virusinfektionen, dass sie in der Regel die Atemwege und die Lunge betreffen. Wir haben in diesem Fall eine besonders intensive Affektion der Lunge, wobei dann hier die Virusausbreitung nicht nur über die Atemwege eine Rolle spielt, sondern auch über das Blut. Und da werden die Innenhäute der Blutgefäße in Mitleidenschaft gezogen.'

Das beträfe insbesondere wieder den Sauerstoffaustausch der Lunge mit Mikrothrombosen, so dass die Lunge schon ganz klar das Haupt-Zielorgan wäre. Sonstige Organe, eigentlich alle, die von der Virusinfektion befallen wären, einschließlich das Gehirn, zeigten keine eigenständigen Krankheitserscheinungen, so dass dieses jedenfalls in unserem Untersuchungsgut den Krankheitsverlauf entscheidend beeinflusse. Er wisse aus dem Ausland, dass in einzelnen Fällen auch andere Organe eine relevante Rolle spielten, mit Herzmuskelentzündung, in Einzelfällen auch kleineren Schlaganfällen.

,Aber wir sehen in hundert Prozent der Todesfälle auch hier bei uns den entscheidenden Verlauf im Bereich der Lunge.'

## 11.11  Wie Viren krank machen

Bakterien und Viren machen uns auf unterschiedliche Weise krank. Viren können bei ihrem Vermehrungsprozess zum Beispiel Zellen in unserem Körper zerstören, oder körpereigene Abwehrzellen beseitigen die vom Virus befallene Zelle.

Bakterien können beispielsweise durch ihre Stoffwechselprodukte krankmachen, diese sind zum Teil für den Menschen giftig. [45]

Was aber kann ich mir als Laie unter der Wirkung eines Virus vorstellen: Sie sind Krankheitserreger, die sich für ihre Vermehrung auf geeignete Wirtszellen angewiesen sind, denn ihnen fehlen Zellbestandteile für eigenständige Stoffwechselvorgänge. Sie verwenden unterschiedlich Wirtsorganismen für ihre Energieversorgung: Pflanzen, Pilze, Tiere, Menschen, Bakterien.

Bisher sind Viren nicht schlüssig als Lebewesen zu betrachten: sie tragen lediglich die Erbinformationen (DNS oder RNS), die sie für den Aufbau ihrer Bestandteile und für ihre Vermehrung brauchen. Diese schleusen sie auf unterschiedlichen Wegen in den Stoffwechsel einer Wirtszelle ein, welche damit für die Virenproduktion sorgt.

Wegen fehlender Eigenständigkeit in der Energieversorgung stellt sich die Frage, ob ein Desinfektionsvorgang, wie er üblicherweise gegen den Angriff von Bakterien wirkt, bei der Bekämpfung von Viren wirkt.

## 12  Viren in der Atemluft

Wie verteilen sich die Viren einer Krankheit, zum Beispiel einer Influenza in der Atemluft:

Der Diffusionsvorgang von Teilchen in der Luft ist das bestimmende Element bei allen Übertragungsvorgängen, in denen kleine und kleinste Teilchen statistisch verteilt werden. Dieser Verteilungsvorgang spielt im Transportvorgang von Bakterien und Viren und damit auch in Epidemien eine wichtige Rolle.

Die Diffusion als Ausgleichs- und Verteilungsvorgang wurde bis jetzt unzulänglich beachtet und bewertet. Dies ist ein wichtiges Motiv den Sinn des Einsatzes von Masken und das Einhalten festgelegter Abstände zu hinterfragen.

Masern beispielsweise werden über Aerosole verbreitet. Dabei steckt ein Infektiöser viel mehr Personen an, als bei SARS-CoV-2 Viren: die sogenannte *Reproduktionszahl* ist hier kleiner und mit der üblicher Grippeviren vergleichbar.

Mitte Juli 2020 wies eine Studie darauf hin, dass auch andere Übertragungswege, wie Schmierinfektionen nicht außer acht gelassen werden dürfen. Das ist wenig überraschend.

---

[45] https://derma.plus/definition/virus/

Wenn Aerosole der Hauptübertragungsweg wären, so die Forscher, reichten Regeln wie *zwei Meter Abstand* oder *Maskenpflicht* keinesfalls aus um Ansteckungen zu vermeiden. Denn anders als dicke Tropfen Speichel sänken die Viren als Mini-Teilchen nicht schnell zu Boden und sie durchdrängten sogar medizinische Masken.

[46]Der frühere Präsident der Internationalen Gesellschaft für Aerosole in der Medizin, Dr. Gerhard Scheuch aus Gemünden/Wohra (Landkreis Waldeck-Frankenberg), weist darauf hin, dass sehr kleine Teilchen (< 5 µm) nach stundenlangem Schweben in der Luft eingeatmet werden können. In der Nase und in der Lunge befänden sich sogenannte ACE2-Rezeptoren, die es den Viren ermöglichten in menschliche Zellen einzudringen und sich dort zu vermehren.

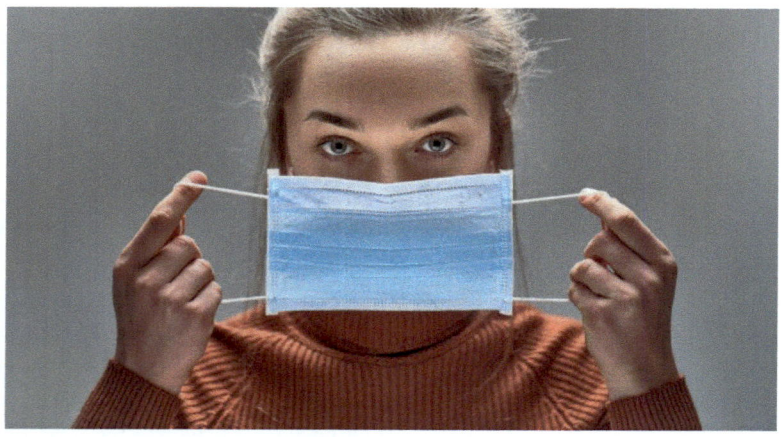

Abbildung 21: Die Ästhetik einer Maske  University of Oregon

Durch anschließendes Niesen gelangten die Viren wieder in die Luft und damit in den Infektionskreislauf. Scheuch hält die Ansteckung über die Aerosole für den wichtigsten Infektionsweg.

---

[46] https://www.populationmedicine.org/mklompas]

## 12.1 Diffusion von Viren in der Raumluft

[47] hna.de Martina Biedenbach

Scheuch sagt zur Übertragung durch die Atemluft:

- Coronaviren werden vor allem über die Raumluft übertragen
- dazu reicht das normale Atmen von Infizierten
- dieser Infektionsweg muss daher genauer beachtet werden

Die Forschungsergebnisse zum Diffusionsverhalten der winzig kleinen Aerosolteilchen, die beim Atmen in die Raumluft gelangen und dort lange schwebten, zeigten:

Es gibt schon seit längerem Hinweise, dass die Viren nicht nur durch Reden, Husten oder Niesen verbreitet werden, sondern durch ganz normales Atmen'.

Keine der konventionellen Masken bietet dazu einen sicheren Schutz. Bereits in den 1980er-Jahren hatte das *Aerosolforschungsinstitut der Gesellschaft für Strahlenforschung* in Frankfurt im Rahmen von Forschungen entdeckt, dass beim Atmen Schwebeteilchen in die Raumluft gelangen und dabei nicht nur jene Teilchen, die zuvor eingeatmet worden waren, sondern auch solche, die erst in der Lunge entstanden waren. Das veröffentlichte die Arbeitsgruppe damals als Nebenprodukt. Damals war der Effekt als *Störfaktor* gekennzeichnet und abgelegt worden, denn das Interesse galt dem Umweltaspekt und dem Verbleiben der mit der Luft eingeatmeten Partikel in der Lunge.

In den 2000er-Jahren hatten amerikanische Wissenschaftler dieses Ergebnis wieder aufgenommen und Schwebeteilchen untersucht, die beim Atmen entstehen. Man konnte nachweisen, dass solche Aerosolpartikel auch Viren enthielten. Eine enorm wichtige Erkenntnis für die Interpretation der aktuellen Corona Vorgänge und die Grundlage für die Entwicklung und Definition wirksamer Schutzmaßnahmen.

Scheuch ist überzeugt, dass auch das SARS-COV-2-Virus, das sich in den tiefen Lungenbereichen vermehrt, schon durch ganz normales Atmen in der Raumluft verbreitet.

,Man muss dazu nicht niesen oder husten'.

Solche Vorgänge treten auch bei Passagen abseits einfacher Schutzmasken auf. Diese haben keine geschlossene Luftzirkulation wie Gasmasken, die zur Giftgas-

---

[47] https://www.hna.de/lokales/frankenberg/gemuenden-wohra-ort305246/corona-gemuendener-aerosolphysiker-scheuch-macht-auf-infektionsgefahr-aufmerksam-13787754.html

beherrschung erforderlich sind. Sie enthalten eine Aktivkohle-Patrone, die bereits nach einigen Gebrauchsminuten ausgetauscht werden muss. Das Atmen in solchen Masken ist überaus anstrengend. Professionelle Gasmasken sind für den Alltagsgebrauch untauglich.[48]

Seit März verfolgt Scheuch insbesondere auch chinesische Publikationen zum Virus. [49] Zahlreiche Artikel bestätigen seine Hypothese.

## 12.2 Viren-Verdünnung im Freien

Die Verdünnung von Luftmassen im Freien ist ganz wesentlich und entscheidend für das Ausbleiben einer Ansteckung. Das gilt insbesondere für das Wandern, Klettern und den Schilauf und wird interessanterweise kaum diskutiert, was unverständlich ist und zu irrwitzigen Forderungen und Vorschriften führt. Beispielsweise die Maskenforderungen bei Sportveranstaltungen im Freien, die über weite Strecken durchführt werden. Beispielsweise Rad-, Motorrad- oder Autorennen, auch Ballveranstaltungen wie Tennis oder Fußball. Solche Forderungen schaden dem Sport und dem Ansehen der Epidemiologen.

Auch ist die Maskenpflicht auf offenen Bahnhöfen unverständlich, da dort eine besonders gute Durchlüftung herrscht. Man hat allerdings wenig später auch über solche Locations Massenpflicht verhängt.

Eine Abstandforderung in Zügen, Flugzeugen, Autobussen und dergleichen ist technisch lächerlich. Hier wäre es wichtiger das Tragen von Handschuhen zu empfehlen, was aber unterlassen wird.

Unverständlich ist beispielsweise, dass in manchen Großstädten über eine Zeit lang Parks gesperrt und an ihrer Stelle Straßen für Fußgänger geöffnet wurden. Beispielsweise in Wien. Eine Hygiene-Groteske, die der Akzeptanz aller Methoden schadet, weil es die Bevölkerung in krasser Weise verwirrt.

Chinesische Forscher berichteten, dass unter 7000 Infizierten nur in einem Fall eine Infektion im Freien festgestellt wurde. Alle anderen Menschen infizierten sich in geschlossenen Räumen, in denen sich die Aerosolteilchen sehr lange in der Luft halten, während sie im Freien so stark verdünnt werden, dass eine Infektion äußerst unwahrscheinlich ist. An Deutschland scheint diese Erkenntnis vorbeigegangen zu sein.

In der Luft verschiedener Krankenhäusern Wuhans hingegen waren SARS-CoV-2-Viren nachgewiesen worden.

---

[48] https://www.amazon.de/Gasmaske/s?k=Gasmaske
[49] Siehe Internet-Datenbank *pubmed*.

Ein Artikel befasste sich mit der Ausbreitung des Virus in einem chinesischen Restaurant, wo sich genau jene Gäste ansteckten, die in der Aerosolwolke eines Infizierten saßen.

Nach einem Bericht von Dr. Scheuch ist bekannt, dass sich in Hongkong während der SARS-I-Epidemie 2003 hunderte Bewohner eines Hochhauses über die Gebäudelüftung mit dem Virus angesteckt hatten. Das Virus war damals über Fäkalien in die Lüftungsanlage gelangt.

Es ist zu empfehlen, die Struktur der Aerosolwolken, aktuell beispielsweise in Fleisch-verarbeitenden Betrieben, technisch kompetent zu untersuchen. Bei solchen Untersuchungen muss der Einfluss der Temperaturverteilung auf die Strömung der Luft berücksichtigt werden. Allerdings kann nicht unbedingt erwartet werden, dass das Ansteckungsszenario maßgeblich und keinesfalls ausschließlich von der Technik der Klimaanlage abhängt, vielmehr muss nach dem Infektionspfad gesucht werden. Er könnte immer einfach und zwingend sein.

So sind die Angestellten eines solchen Betriebes wochenlang in einer Art von Quarantäne lediglich unter sich. Nach einiger Zeit werden sie ihre Verwandten besuchen und sich möglicherweise dort infizieren. Diese Infektion tragen sie dann in ihren Betrieb zurück und stecken die Suszeptiblen, also die bisher noch nicht Infizierten an (siehe Kap. 21 Das S I R Epidemiemodell).

Ähnliches gilt in Flugzeugen. Hier ist das Raumangebot extrem eng, daher die Dichte der Personen groß, also ist das gängige Abstandsgebot eine Farce. Jeder der einmal in einem Flugzeug saß, wird zustimmen. Die Klimaanlage eines Flugzeuges kann die Viruslast nur unwesentlich beeinflussen, gegenteilige Beteuerungen der Fluggesellschaft sind technische und hygienische Schutzbehauptungen.

Scheuch hat seine Behauptungen in einem Artikel zusammengefasst, der in einer internationalen Fachzeitschrift veröffentlicht wird, und er hat den Inhalt auch in deutschen Virologenkreisen verteilt, zumal diese über lange Zeit hindurch die Infektion durch Husten-Tröpfchen- und Schmierinfektion in den Mittelpunkt gestellt hatten. Diese Aspekte diskutiert er jetzt unter anderem mit dem Robert Koch Institut Deutschland.

Damit ist die Einschätzung der Ansteckungsgefahr durch Aerosolteilchen weltweit in den Fokus gerückt. Bis März 2020 fand man unter den Internet-Suchbegriffen *Corona* und *Aerosole* nur wenige Beiträge. Mittlerweile (08.2020) sind es über 200.

Die Infektion via Raumluft stellt eines der wichtigsten Ansteckungspotentiale dar und muss daher gebührend beachtet werden.

## 12.3 Was hilft also gegen Ansteckung!

*Lüften!*

Diese sind die wichtigsten Empfehlungen Scheuchs zur Verringerung der Ansteckungsgefahr. Er rät deshalb sich häufig und lange im Freien aufzuhalten. Er verstünde nicht, warum Kinderspielplätze gesperrt werden. Gerade in Ländern mit strengen Ausgangssperren, etwa in Spanien, sei die Zahl der schwer Erkrankten sehr hoch.

Wichtig ist sein Hinweis, den er auch auf seiner Facebook-Seite gibt: ‚Im öffentlichen Raum, beim Sport, an der frischen Luft braucht man keine Maske. Abstand halten ist da die bessere Maßnahme. Die allermeisten Übertragungen der Viren finden in geschlossenen Räumen statt'.

Viren vertragen kein UV-Licht und verlieren deshalb in der Sonne schnell ihre Wirkung. UV-Strahlung desinfiziert also sehr effizient; setzen Sie sich deshalb jeden Tag einige Minuten in die Sonne! Wer häufig und regelmäßig hustet oder niest, sollte beim Zusammensein mit anderen Personen eine Maske oder eine andere Gesichtsbedeckung nutzen.

Er warnt vor FFP-Masken mit Ventil. Sie schützten zwar den Träger, verteilten aber die ausgeatmete Luft im Raum wie eine Virenschleuder.

Hochleistungsfilter, sogenannte *HEPA-Filter*, können auch winzige Schwebeteilchen, wie Viren, aus der Luft filtern. Solche teuren Filtergeräte könnten daher für die Reinigung von Raumluft genutzt werden.

Ein genereller, billiger und wirksamer Gesundheits-Tipp ist die Inhalation einer schwachen Kochsalzlösung, welche die Reinigungsfunktion der Lunge verbessert und das Abatmen der kleinen Aerosole verbessert. Der Aufwand ist gering: etwas Wasser in einen Topf, bodenbedeckt reicht, etwas Salz (ein Kaffeelöffel voll) hinein, Wasser erhitzen bis es kocht (Wasserkocher 1 Minute), Tuch über den Kopf, Kopf möglichst nahe über den Topf, 3 Minuten intensiv ein- und ausatmen, Kopf weg, Wasser in die Spüle schütten, Badetuch über den Kopf bis er abgekühlt ist. Vorsicht vor Verbrühungen!

## 12.4 Klimaanlagen

Sind schadhafte oder unzureichende Lüftungsanlagen die Ursache für Infektionen? [50] Durchaus möglich. Wer einmal eine große Klimaanlage offen im Wartungsmodus betrachtet hat (Taschenlampe benutzen), möchte in keinem

---

[50] Frankfurter Allgemeine Zeitung, 25.06.2020, Nr. 145, S. 2

Büro mehr jahrelang arbeiten müssen. Wenn man Ihnen also erzählt, Klimaanlagen würden Viren vernichten, dann sollten Sie das nicht glauben, denn Klimaanlagen sind Virenschleudern, und wenn Sie diese Luft über längere Zeit hindurch atmen können ohne krank zu werden, dann haben Sie eine tüchtige Lunge und werden noch viele Virenattacken überleben ohne es zu merken.

Anlässlich der Corona-Infektionen ist dies also eine wichtige  Betrachtung zu den Ursachen der Corona-Erkrankung, und sie würde vermutlich in der nächsten Zeit immer wichtiger werden.

Eine wesentliche Ursache für den Corona-Massenausbruch im Stammwerk des Fleischunternehmens Tönnies in Rheda-Wiedenbrück konnte nach Einschätzung des Bonner Hygiene-Fachmanns Exner die Lüftungs- und Kühlungsanlage im Zerlegungsbetrieb sein. Der Direktor des Instituts für Hygiene und öffentliche Gesundheit der Universität Bonn, Martin Exner, war auch an der sogenannten Heinsberg-Studie beteiligt, welche die Virusausbreitung während einer Karnevalssitzung nachzeichnen sollte. [51]

Nach Exner handle es sich hier angeblich um einen neu erkannten Risikofaktor. Exner hatte am Wochenende im Auftrag des Kreises Gütersloh die Ursachen des Ausbruchs bei Tönnies untersucht. Nach seiner Einschätzung waren solche Schwachstellen bisher nicht bekannt. Es war also offenbar bisher nicht bekannt, dass sich Aerosole als Träger des Virus durch Lüftungsanlagen bewegen konnten?!

Exners Feststellungen dürften weitreichende Konsequenzen für viele andere Fleischbetriebe und auch weitere Teile der Lebensmittelbranche haben, denn viele (alle?) Betriebe müssen nun damit rechnen, ihre Lüftungsanlagen total umrüsten zu müssen. Allerdings mit welchen Forderungen an die Reinigungsleistung?

In dem Betriebsteil hatte sich das Virus in den vergangenen Wochen zunächst unbemerkt verbreitet. Mittlerweile war die Infektion aber bereits bei rund 1500 Mitarbeitern festgestellt worden. Rheda-Wiedenbrück ist damit der aktuell größte Corona-Hotspot in Deutschland.

Man hatte allerdings herausgefunden, dass die Klimaanlage die Luft im Veranstaltungssaal nur zu 20 bis 30 Prozent mit Frischluft versorgt hatte und der eingesetzte Filter nicht annähernd in der Lage gewesen war, das Virus bei der Luftumwälzung zurückzuhalten.

Ähnlich sah der Befund aus, den Exner gemeinsam mit Landrat Sven-Georg Adenauer präsentierte. [52]

---

[51] https://de.wikipedia.org/wiki/Martin_Exner
[52] https://de.wikipedia.org/wiki/Sven-Georg_Adenauer

Nach Exner werde die Luft im Zerlegebetrieb einer Schlachterei auf sechs bis zehn Grad Celsius gekühlt. Zeitgleich müssen die Arbeiter mit hoher Geschwindigkeit und unter harter körperlicher Belastung die geschlachteten Tiere zerlegen. Um die Temperatur niedrig zu halten, wird die Luft aus dem Raum gezogen, gekühlt und zurück in den Raum gebracht. Exner schlug daher Hochleistungsfilter und UV-Strahlen als Lösung vor.

Er wurde beauftragt die Erkenntnisse in einer Arbeitsgruppe gemeinsam mit Wissenschaftlern des Robert Koch Instituts und des NRW-Landeszentrums für Gesundheit aufzuarbeiten und technische Lösungswege aufzuzeigen.
Man fragt natürlich nach den Konsequenzen.

## 12.5  Aerosolteilchen oder Tropfen

Ein Problem in der Diskussion über die Verbreitung des Coronavirus in der Luft ist nach Ansicht von Scheuch die unrichtige Verwendung des Begriffs *Aerosol*: er wird falsch benutzt bzw. umgedeutet, denn ein Aerosol ist ein Gemisch aus einem Gas – in der Regel Luft – und festen bzw. flüssigen Bestandteilen.
   Als Aerosole werden aber oft fälschlicherweise die kleinen Aerosolteilchen bezeichnet, die in der Raumluft schweben.
   In einem Kubikzentimeter Luft schwirrten etwa 50 000 Partikel – kleinste Teilchen und Viren bis hin zu sichtbaren Partikeln wie Staub und Pollen. Bei der Infektion kommt es unter anderem darauf an, wie lange Viren bzw. Aerosolteilchen in der Luft bleiben. Wenn größere Partikel, etwa beim Niesen oder Husten, wie Geschosse durch die Luft fliegen, dann werden als *Tropfen* bezeichnet. Solche Tropfen müssen deutlich größer sein als 50 μm.
   Tropfen, die sich weniger als einige Sekunden in der Luft halten, sind keine Aerosolteilchen. Solche Tropfen können sich auch nicht sehr weit verbreiten.
   Anfang der 1990er-Jahre hatte man nachgewiesen, dass mit der Luft eingeatmete Aerosolpartikel viel länger in der Lunge bleiben als gedacht, worauf man weltweit die Grenzwerte für ausgewählte schädliche Substanzen, insbesondere radioaktive Partikel senkte.

## 12.6  Ansteckung in Räumen

Ein längerer Aufenthalt in kleinen, schlecht belüfteten Räumen gilt als gefährlich, was nicht überraschend ist, und so stellt das für Deutschland zuständige Robert Koch Institut RKI solche Situationen als Elemente der Corona-Ansteckungsgefahr dar. Das Institut meint, dass bei längerem Aufenthalt in kleinen, schlecht oder weitgehend ungelüfteten Räumen die Wahrscheinlichkeit einer Virus-Übertragung durch Aerosole über einen Abstand von weit mehr als zwei Metern ‚hoch sein könne‘. Insbesondere, wenn eine infektiöse Person extrem viele Aerosole ausstoße (Husten, Schnupfen) und andere im Gegenzug besonders tief einatmeten.

In solchen Fällen der Anreicherung und Diffusion von Aerosolen ist auch ein Mindestabstand gebräuchlicher Größenordnung (1,5 Meter) nicht ausreichend, womit dieses Gebot nicht nur nicht sinnvoll erscheint und schon daher weltweit zu überprüfen wäre, sondern vor allem weil es in Arbeits-, Diskussions-, Vortrags- und Präsentationsräumen geometrisch nicht annähernd wirksam zu realisieren ist.

Beispielsweise ist das Singen in geschlossenen Räumen ein gutes Beispiel für die Aerosoldiffusion. Mehrere Ergebnisse mit jeweils zahlreichen Infizierten in Chorräumen liegen bereits dokumentiert vor: im Chorgesang wird tief eingeatmet, und durch die Vibration der Stimmbänder erfolgt im oberen Bereich der Atemwege eine förmlich ‚ideale‘ *Aerosol-Zubereitung.*

Auch eine Studie mehrerer Forschungsinstitute zu den Ursprüngen des ersten Corona-Ausbruchs beim Fleischfabrikanten Tönnies im Mai 2020 kommt zu dem Schluss, dass die Bedingungen eines Fleisch-Zerlegebetriebs – also die niedrige Temperatur, die geringe Frischluftzufuhr und die konstante Luftumwälzung durch die Klimaanlage in der Halle, zusammen mit anstrengender körperlicher Arbeit – heftige Aerosolübertragungen von SARS-CoV-2-Partikeln auch über größere Entfernung hinweg begünstigten.

Klompas et. al. betonen, dass sich Viren auch über das Halten von Türgriffen und das Händeschütteln verbreiten. Allerdings sei es aufwendig, alle potentiellen Interaktionen von Personen zu erinnern (*tracing*), die vor, während oder unmittelbar nach einer Chorprobe stattgefunden haben. Das gilt erst recht für die sattsam bekannten Begegnungszeremonien, wie sie in den letzten Jahren bei allen Gelegenheiten vollzogen wurden. Man küsste sich gerne und oft und überall. Quer über alle Geschlechter. Das ist erst mal vorbei.

An der spontanen Leichtigkeit des Verzichts kann man den operettenhaften Wert von Polit-Intimität erkennen.

## 12.7 Wie gut ist der Schutz durch Masken

Forscher aus der Schweiz kamen zum Ergebnis, dass das Infektionsrisiko einer Person mit typischer Viruslast bei normaler Atmung gering ist. Nur Menschen mit sehr hoher Viruslast, also hohem Kontaminations-Output (*super spreader*) in einer schlecht belüfteten geschlossenen Umgebung (zum Beispiel in einem rundum stets geschlossenen Nullenergiehaus) stellten ein Infektionsrisiko dar.

In mehreren Untersuchungen hatte man den Virenschutz durch Masken kritisch geprüft. Man könne viele Gründe für den Rückgang von Infektionen vortragen, doch die quantitative Feststellung der ausschließlichen Wirkung des Maskengebrauchs in gängiger Umgebung sei nur mit großer Ungenauigkeit möglich, was auch Forscher aus Massachusetts schreiben.

Dennoch besteht die Meinung, dass ein wesentlicher Faktor zur Eindämmung einer Pandemie die Bedeckung von Mund und Nase wäre, und auch in Ausführungen von Klompas heißt es, medizinische Masken böten ‚wahrscheinlich einen gewissen Schutz gegen Aerosole'.

Man kann dies als Orientierungshilfe werten, siehe aber [53].

# 13 Wie Sie Viruserkrankungen abwehren

## 13.1 Die Rolle der Hygiene

Um lästige und vor allem gefährliche Viren auf Distanz zu halten und gar nicht erst in den Körper eindringen zu lassen, ist das nötige Maß an Hygiene erforderlich. Klassische Hygienemaßnahmen sind die relativ wirksamsten und dabei kostengünstigsten Maßnahmen zur Virenbekämpfung.

Doch was bedeutet *nötig*?

Viele Krankheitserreger werden durch Tröpfcheninfektionen von Mensch zu Mensch übertragen. Zum Beispiel beim Sprechen, Niesen oder Husten und durch das alltägliche Händeschütteln und auch durch die in Mode gekommene Umarmung aller möglichen PartnerInnen bei jeder undenkbaren Gelegenheit.

Besonders wichtig sind folgende Handlungsempfehlungen:

- **Sie sollten so oft wie möglich Ihre Hände waschen**
  Daran sollten Sie vor allem nach dem Naseputzen oder einem Aufenthalt in öffentlichen Räumen denken. Sie sollten die Hände danach gut abtrocknen.

- **Sie sollten Papiertaschentücher verwenden**
  Gebrauchte Taschentücher sollten Sie möglichst nach einmaligen Gebrauch in einen gut verschließbaren Mülleimer werfen.

---

[53] https://fitter-hirsch.at/2020/04/21/was-fuer-ein-fiasko-herr-kurz-biologe-clemens-arvay-ueber-maskenzwang-und-staatliche-panikmache/

- **Sie sollten in den Ärmel husten oder niesen**
  Denn mit Ihren Händen fassen Sie täglich so viel an, dass Sie die Viren weiter verbreiten könnten.

- **Sie sollten nicht mit der Hand in Ihr Gesicht fassen**
  Sie sollten darauf achten, dass Ihre Schleimhäute (Augen, Nase und Mund) nicht in Kontakt mit Schmutz und Schleim und damit. mit Viren kommen.

- **Sie sollten enge Körperkontakte vermeiden**
  Gerade in Erkältungszeiten, in denen Sie aktiv andere oder sich selbst anstecken könnten.

- **Nach einer bakteriellen Erkrankung müssen Sie die Zahnbürste wechseln**
  Da sie feuchtes Klima lieben, sind unsere Zahnbürsten Bakterienmagneten.

- **Aber auch ein *Zuviel an Hygiene*** kann schaden, denn unser Körper braucht den Kontakt zu Mikroorganismen. Das wird in unserer hyper-hysterisch-PlusHygieneWelt vergessen. Andernfalls vermag er nicht das *spezifische Immunsystem* zu bilden. Es gilt also den richtigen physiologischen Mittelweg zu finden.

Wie aber wirkt das eigene Immunsystem? Und es stellt sich auch die Frage, ob man nach einer Virenerkrankung vollständig immun ist.

## 13.2 Die Immunität

Immunität (lateinisch *immunitas* für ‚Freiheit von etwas') in Bezug auf die Gesundheit ist die Freiheit von Krankheit. *immunis*, das Eigenschaftswort für *gefeit gegen etwas* oder *frei von etwas sein;* durch Kontakt mit einem Krankheitserreger (*Pathogene*) oder dessen Giften. [54] .

Immunität kann durch Immunisierung mit Hilfe einer Krankheit oder Impfung erworben werden.

Man unterscheidet die *Aktive* von der *Passiven Immunisierung.*

Aktive Immunisierungsmöglichkeiten sind

- die früher durchgeführte Immunisierung mit virulenten Erregern (auch *Variolation*),

---

[54] https://de.wikipedia.org/wiki/Immunit%C3%A4t_(Medizin)

- die aktive Schutzimpfung mit abgeschwächten Krankheitserregern (Lebend-Impfstoff),
- die aktive Immunisierung mit inaktivierten (abgetöteten) Erregern (Tot-Impfstoff)
- die aktive Immunisierung mit Toxinen (siehe *Tot-Impfstoff* - *Eigenschaften*) bzw. Toxoiden (*Toxoid Impfstoff*)

Ob der Kontakt mit einem *pathogenen* (krank machenden) *Mikroorganismus* oder Molekülkomplexen zu einer Erkrankung führt oder nicht, hängt außer von der Massivität und der Virulenz der Infektion von den Schutzkräften des eigenen Organismus ab. Diese Fähigkeit ist wesentlich für unsere Gesundheit, was heutzutage offenbar schon vergessen zu sein scheint. Wir sollten daher von Jugend an schon alles tun und auch unsere Kinder anlernen, um diese Fähigkeit zu entwickeln, ständig weiter zu ertüchtigen und zu erhalten.

Eine Quarantäne ist ein eher ungünstiger Schritt, einen Organismus dem Angriff einer Infektionsquelle zu entziehen. Kleinkinder, die bereits im Sandkasten von hysterischen Müttern mit Feuchttüchern bearbeitet werden, indem sie Nase und Mund mit Masken zwangsschützen, haben schlechte Chancen ein wirksames Immunsystem zu entwickeln. Das gilt übrigens auch für gesunde und schreckhafte Erwachsene, wie diese es derzeit praktizieren.

Die erste Verteidigungslinie gegen Angriffe verschiedener Erreger von Krankheiten auf den Körper sind die Haut bzw. die Schleimhaut. Ihr Schutz wird durch die mechanische und chemische Wirkung von Sekreten erhöht.

Bei einer gezielten Schutzmaßnahme durch *Antibiose* (Abwehrreaktion zur Ausschaltung von Konkurrenz, zum Beispiel durch Antibiotika) kann durch die hemmende oder abtötende Wirkung auf die Bakterienflora eines Organismus eine völlig unerwünschte, schädliche und gefährliche Fehlbesiedlung mit resistenten Pathogenen entstehen.

Werden manche Bakterien zum Beispiel durch Antibiotika unterdrückt, so können sich andere, zum Beispiel resistente Staphylokokken oder Pilze, ungehemmt vermehren und pathogen werden. Hat eine Invasion von Pathogenen stattgefunden, so hängt der weitere Verlauf wesentlich von der Immunität des Organismus ab.

Man unterscheidet

- eine ererbte Immunität unspezifischer oder spezifischer Art; sie kann permanent sein, beispielsweise die vollständige Immunität des Menschen gegen manche Tierkrankheiten oder auch die vorübergehende Immunität Neugeborener gegen Scharlach

- eine erworbene Immunität

Infektionskrankheiten immunisieren unterschiedlich: Manche erzeugen lebenslange Immunität, zum Beispiel gegen *Masern*, während andere, zum Beispiel gegen *Scharlach*, einen guten, aber doch nicht ganz zuverlässigen Schutz geben, weshalb wiederholte Erkrankungen auftreten können.

Beim *Dengue Fieber* beispielsweise entstehen schützende Antikörper gegen den infizierenden Subtyp. Bei einer erneuten Infektion wirken diese jedoch durch ein *Dengue Virus* der drei anderen Subtypen infektionsverstärkend und steigern die Pathogenität.

Manche akute Infektionskrankheiten, wie Masern, Diphtherie, Scharlach u. a. werden *Ansteckende Kinderkrankheiten* genannt, weil Kinder öfter als Erwachsene daran erkranken.

## 13.3   Der Umgang mit Corona

[55] Es gibt verschiedene Meinungen zu den Coronazahlen (also beispielsweise Infektionshäufigkeiten); sie würden medial moduliert oder gar unterdrückt. Die ausgewählte mediale Berichterstattung wäre auffällig unverhältnismäßig und sie enge die Sicht der Leser ein. Ob dies aus Unkenntnis der Sachlage erfolge oder mit gewählten Zielen, wäre überdies nicht ersichtlich.

Statistiken zeigen, dass Kollateralschäden in Afrika (nicht-Corona-Bereich!) durch das unangemessen starke Abziehen von Corona-Ressourcen indirekt zur Schädigung der Bevölkerung beitragen. Besonders durch Erhöhung der Kindersterblichkeit.

Kinder in Entwicklungsländern stehen in deutlich intensiverem Kontakt mit Parasiten. Hier herrscht also ein *Öko-hygienischer Zusammenhang*. Aus ihm ergeben sich eine erheblich wirksamere *Hintergrundimmunität*, eine stärkere *Kreuzimmunität* und damit ein entsprechend starker Schutz gegen die Vermehrung und Ausbreitung von Viren.

Gleichermaßen gilt das für Corona, wie die relativ geringen Infektionszahlen in Afrika zeigen (Stand 24.08.2020) [56]

---

[55] https://www.youtube.com/watch?v=lvCzVZXs5oU&list=PLFrFpZ8baLzoqE0V3p9bM8u8NWb_4l hNb&index=8&t=0s

[56] https://science.orf.at/stories/3201333/

Als *Kreuzimmunität* bezeichnet man eine Form der Immunität, bei der Kontakt mit einem Erreger gleichzeitig eine Immunität gegen einen anderen, *heterologen* Erreger bewirkt.

Beispiel zur Kreuzimmunität: Der abgeschwächte Rindertuberkel-Bakterien enthaltende BCG-Impfstoff schützt sowohl gegen humane wie auch gegen Bovine, das Rind betreffende Mycobakterien (eine Gattung der *aeroben*, also Sauerstoff-abhängigen, Sauerstoff-verbrauchenden Bakterien).

*John Ioannidis,* weltweit bekannter Experte für Infektionskrankheiten, spricht 2015 im British Medical Journal von schlampigen Wissenschaften, weil Testergebnisse nicht sauber ausgewertet, sondern aus einem Hot-spot zu allgemeinen Aussagen ausgeweitet würden. [57]

‚Auf diese Weise wird die Mortalität maßlos überschätzt und wir steuern auf eines der größten Evidenz-Fiaskos zu.'

Er meint, dass Videos gelöscht wurden, weil sie angeblich den Community-Richtlinen widersprachen. Ebenso wurden Einordnungen gezielt unterdrückt, weil sie nicht dem politischen Kurs und der Meinung ausgewählter Experten widergäben. Das System sollte der Gesundheit dienen und nicht mit Betrug arbeiten, meint er, und man könne nur hoffen, dass es irgendwann zu einer Art von Rehabilitation kommt und Experten wieder unter das richtige Licht gestellt werden. Die aktuelle *Gesundheitsökologie* wäre nicht nachhaltig und sie würde daher in eine dramatische Exposition der Gesundheitsentwicklung laufen.

Mittlerweile gäbe es in Afrika Sterbezahlen in Millionenhöhe, doch nicht direkt aus den Corona-Infektionen, sondern wegen der immensen Corona-Aufwendungen, die jetzt woanders wegblieben. Jetzt fehle anderweitig das Geld. Man müsse die Aufwendungen reduzieren, indem man den Fokus von Corona wieder auf die wirklichen, ernsten Alltagsprobleme lenkte.

## 13.4  Impfung und Immunantwort

Nachdem wir nun schon einiges kennen, können wir den Immunisierungsvorgang genauer betrachten:

Mit einer Impfung macht man sich das Gedächtnis des Immunsystems zunutze: Es merkt sich die Beschaffenheit von kontaktierten Krankheitserregern und bildet durch diese Kontakte mit ihnen eine erworbene spezifische Immunabwehr heraus.

---

[57] https://www.equator-network.org/?s=&submit=Go

Die *Immunantwort* ist dann die (spezifische) Reaktion des Immunsystems auf Organismen oder Substanzen, die es als fremd erkannt hat.

Unterschieden wird zwischen der *Angeborenen* und der *Erworbenen* (*Adaptiven*) *Immunantwort*.

Mit einem Impfstoff wiederum werden abgeschwächte Krankheitserreger verabreicht, die keine Krankheit auslösen, aber den Körper anregen, Antikörper und Gedächtniszellen zu bilden:

*T-Gedächtniszellen (T-Zellen)* sind Lymphozyten, welche nach einer primären spezifischen Immunantwort in einen *rezirkulierenden Status* übertreten. Sie sind besonders langlebig. Solche Gedächtniszellen haben sich durch ihren Erstkontakt mit Erregern auf ein bestimmtes *Antigen* spezialisiert. Mit dieser Kenntnis kann die Immunreaktion bei einem Zweitkontakt schnell und effektiv ablaufen. Die Anzahl gebildeter Lymphozyten kann also während einer Zweitreaktion das 100-fache des Wertes der Erstreaktion betragen.

Die Bildung von T-Gedächtniszellen ist daher die Grundlage für die Funktion einer Impfung.

*B-Gedächtniszellen (B-Zellen)* hingegen stellen den Informationsspeicher für die Bildung von Antikörpern gegen eine Krankheit dar, die der Körper bereits durchlebt hat. Bei einer Humoralen Immunantwort des Körpers werden B-Zellen aktiviert, die einen zum *Pathogen* (Krankheitserreger oder Gift) passenden Antikörper auf ihrer Oberfläche besitzen.

Als *Humorale Immunantwort* wird die Produktion von Antikörpern durch die B-Lymphozyten bezeichnet. Da die Antikörper ins Blut abgegeben werden, ist die Humorale Immunantwort ein Abwehrschritt des Immunsystems höherer Lebewesen. [58]

Von der Humoralen Immunantwort unterschieden wird die *Zelluläre Immunreaktion*.[59]

Sie wird durch *T-Killerzellen* ausgelöst, welche von einem passeden Antigen aktiviert wurden und durch Viren infizierte Körper- oder Krebszellen vernichten.

Kann dieser Mechanismus das Missverhältnis zwischen Infektions- und Immunisierungsrate bei der Covid-2 Infektionen bestimmen? Wer weiß das heute schon.

Durch die Aktivierung teilen sich B-Zellen in hohem Maß, anschließend wandelt sich ein Teil zu Plasmazellen um. *Plasmazellen* sind das reifste Differen-

---

[58] https://flexikon.doccheck.com/de/Humorale_Immunreaktion
[59] https://de.wikipedia.org/wiki/Zellul%C3%A4re_Immunantwort

zierungsstadium der B-Lymphozyten. Ihre Funktion ist die Sekretion (Absonderung) von Antikörpern.

Die restlichen B-Zellen werden zu Gedächtniszellen. Bei einer erneuten Infektion des Körpers mit demselben Pathogen können sich diese Gedächtniszellen viel schneller zu Plasmazellen umwandeln und so eine Antikörperreaktion starten, noch bevor es zu einer Infektion kommt.

Nicht selten müssen für eine Grundimmunisierung mehrere Teilimpfungen durchgeführt werden: manche davon müssen nur einmal erfolgen, andere in definierten Abständen aufgefrischt werden. Dieses Impfverfahren wird *Aktive Impfung* genannt.

Bei der *Passiven Impfung* wird ein Konzentrat von Antikörpern injiziert, das von Menschen oder Tieren stammt, die bereits immun gegen den Erreger sind und Antikörper gebildet haben. Im Gegensatz zur aktiven Impfung bietet die passive Impfung einen sofortigen Schutz, der jedoch nur wenige Monate besteht.

Ist ein Mensch gegen einen Erreger geimpft, so weiß der Körper also schon, wie er gegen den Eindringling vorgehen muss und ist damit immun.

Impfungen gehören zu den großen Errungenschaften der modernen Medizin. Sie sollen uns vor einer Infektion schützen, die uns sonst treffen könnte. Sie bereiten unser Immunsystem auf die beschriebene eher ungefährliche Art und Weise auf einen Infektionsfall vor. Mit der Verabreichung einer Impfung erkranken wir daher nicht wirklich, sondern werden nur infiziert, was man nicht verwechseln darf.

Impfungen infizieren bisher durch die Verabreichung abgeschwächter Erreger. Aus dieser gewollten Infektion folgt nicht zwingend eine Erkrankung. Man zeigt auch kein klinisches Bild einer Erkrankung und bleibt (im Regelfall!) gesund und munter; man bekommt kein oder nur geringes Fieber. Jedenfalls wird man nicht schwer krank.

Ältere Menschen werden sich an die Pockenschutzimpfung erinnern: Kuhpocken wurden als Erreger über ihren Kontakt mit einem anderen Tier abgeschwächt. Sie sind eine milde pockenartige Erkrankung, die lange Zeit hauptsächlich Rinder befallen hat. Der Erreger der Kuhpocken ist infektiös für sämtliche Säugetiere auch für Menschen. Unser Immunsystem erkennt diesen Erreger als einen echten, lernt dabei seine Merkmale zu identifizieren und damit gegen ihn zu reagieren. Falls wir irgendwann mit dem echten Erreger in Kontakt kommen, der uns richtig krank machen könnte, ist unser Immunsystem gewappnet, denn es kennt bereits die Merkmale des Erregers. Jetzt werden wir zwar von ihm infiziert, erkranken aber nicht, da das Immunsystem die richtige Antwort parat hat.

Wenn wir Menschen in Quarantäne stecken, ohne dass dies aus Infektions-gründen gegen Dritte eindeutig erforderlich ist, nehmen wir ihnen die Chance ihr Immunsystem zu trainieren. Sie können bei der nächsten Gelegenheit mit einer Infektion krank werden. Sammeln wir viele Menschen, so können wir damit einen Schub ('Welle') von Erkrankungen auslösen.

Das ist das Geheimnis eines Impfstoffes und eine großen Errungenschaft der modernen Medizin. Sie konnte uns bisher vor vielen tödlichen Krankheiten bewahren, allerdings noch nicht vor SARS-Cov2 Viruserkrankungen. Eine Im-pfung ist also eine vorbeugende Maßnahme. Um das Risiko einer Impfung möglichst klein zu halten, dürfen wir kranke Menschen nicht impfen. Dennoch hat jede Impfung Risiken, immer ist es also die Bewertung von Nutzen und Risiko, die uns entscheiden lässt.

Wir bringen daher Beispiele von Nutzen und Risiko:

- unterzieht sich ein Mensch einer Chemotherapie, so nimmt er Durchfall, Übelkeit und auch das Risiko erheblicher Folgeschäden in Kauf; er hofft aber auf die Rettung seines Lebens

- Narkosemittel werden über einen kurzen Zeitraum hinweg zur Schmerz-suppression eingesetzt; zwar kann man grundsätzlich durch jeden Narkoseeinsatz sterben, doch sind die meisten Operationen ohne Narkose nicht zu ertragen

- eine Impfung führt eine zielgerichtete Aktivierung des Immunsystems gegen eine eventuell später auftretende Infektion herbei, sie vermeidet damit eine etwaige tatsächliche Erkrankung; doch ist jeder Impfstoff ge-fährlich, weil er vorerst einmal krank macht

  Dazu ein aktuelles Risikobeispiel: Ich lasse mich gegen Tollwut impfen, weil ich irgendwann von einem tollwütigen Tier gebissen werden könnte. Das Risiko, von einem tollwütigen Hund angefallen zu werden ist erfah-rungsgemäß recht klein.

  Nach der Tollwut-Impfung findet in meinem Organismus eine Auseinan-dersetzung zwischen dem Impfstoff und meinem Immunsystem statt, welches eine Immunantwort gegen den Tollwutimpfstoff aufbaut. Die Antwort des Immunsystems schützt mich mit Sicherheit gegen eine Toll-wutinfektion.

Jeder mag nun selbst entscheiden, ob er sich impfen lässt oder nicht.

Bei jungen Menschen ist eine Impfung erwartungsgemäß unproblematisch, bei älteren Menschen hingegen kann es durchaus anders sein, was allerdings von mehreren Faktoren abhängt, also letztlich von der Gesamtsituation. Doch welcher Siebzigjährige kennt schon sein Impfrisiko und das Risiko der Wechselwirkungen verschiedener Krankheiten und Impfungen.

Beispielsweise waren 2020 in der Stadt Bergamo viele Tote durch Corona bzw. zeitgleich mit dem Auftreten von Corona zu beklagen und es wurde daher nach dem Grund recherchiert.

Mittlerweile ist wissenschaftlich nachgewiesen, dass im Januar 2020 in der Stadt 30.000 Menschen gegen *Meningokokken* (Gehirnhautentzündung) geimpft worden waren, also gegen eine Erkrankung, die durch Bakterien ausgelöst wird. Meningokokken sind Gram-negative intrazelluläre Bakterien, die als Diplokokken auftreten.

Die *Gram-Färbung* ist eine vom dänischen Bakteriologen Hans Christian Gram entwickelte Methode zur differenzierenden Färbung von Bakterien für die mikroskopische Untersuchung. Sie ermöglicht es, Bakterien in zwei Gruppen einzuteilen, die sich im Aufbau ihrer Zellwände unterscheiden.

*Gram-positive* und *Gram-negative* Bakterien unterscheiden sich in ihrem Aufbau: Nach einer Gram-Färbung erscheinen Gram-positive Bakterien blau, da mehrschichtiges *Murein* die Farbe zurückhält. Gram-negative Bakterien hingegen haben nur eine Schicht Murein, so dass die Farbe wieder herausgewaschen werden kann und sie schließlich rot erscheinen.

Die zwei Bakterienarten enthalten auch unterschiedliche Zellbestandteile: so besitzen Gram-positive Bakterien *Teichonsäuren* und Gram-negative *Lipopolysaccharide*.

Sie besiedeln beim Menschen den Nasen-Rachen-Raum und können schwere Krankheiten auslösen. Etwa zehn Prozent der europäischen Bevölkerung tragen diese Bakterien im Nasen-Rachen-Raum, ohne Krankheitsanzeichen zu entwickeln. Eine solche Infektion ist dann gefährlich, wenn sie zeitgleich mit anderen Infektionen auftritt. Deshalb vermeidet man eine solche Impfung wenn Grippeviren grassieren, zum Beispiel Corona-Viren. Es ist daher unverständlich, dass sich die deutsche Bundeskanzlerin gegen Meningokokken impfen ließ. Ein Risiko, auch wenn sie als *Corona negativ* getestet worden war.

Genau dieses Unheil ist in Bergamo passiert: viele Menschen wurden geimpft und viele sind gestorben. Ältere Menschen oder immungeschwächte Personen, die schon eine andere Infektion haben, dürfen nur nach einer genauen Anamnese geimpft werden.

## 13.5 Infektionen versus Erkrankungen

Aufgeklärte Wissenschaft weiß um die Risiken von Impfungen, schon wegen unerwarteter Wirkungen in der Vergangenheit.

RNA-Impfstoffe bedürfen eines Transportmediums, um geschützt vor eigener Zerstörung und hoch rein in die eigene Zelle gelangen zu können. 99 % Reinheit bedeutet bei immunologischen Impfstoffen ‚unzulässig schmutzig'. Verunreinigungen, die durch *Carrier Systems* eingebracht werden können, müssen toxikologisch genauestens untersucht werden, so dass keine Gefahr für den Menschen besteht.

Die Prüfungen eines Impfstoffes sind bisher über Zeiträume bis zu 8 Jahren erfolgt. Dazu gehören insbesondere präklinische Untersuchungen, weil grundsätzlich immer mit Impfschäden gerechnet werden muss. Auch können DNA und RNA Krebs auslösen. So kann bei etwa 5 % der Geimpften mit Impfschäden gerechnet werden. Diese Zahl ist aus statistischen Untersuchungen bekannt. Das bedeutet 4 Millionen Impfschäden in Deutschland. Hier stellt sich die Frage, ob dieses Risiko angesichts der Einschätzung der Wirkung von SARS Covid-2 gerechtfertigt ist. Ist SARS Covid-2 tatsächlich eine große Bedrohung? Sind also die Risiken aller Maßnahmen, zum Beispiel jene der Impfung gerechtfertigt?

Müssen wir Kollateralschäden von 80.000 Menschen in Kauf nehmen, um damit vielleicht 300 oder 400 Millionen zu retten? Dürfen wir die Psyche von Hunderttausenden Zehnjährigen schädigen, um das Leben einiger Hundertjähriger um einige Monate zu verlängern?

Betrachten wir nüchtern die faktischen Zahlen:

- In Deutschland waren am 14.07.2020 **197.408** bestätigte Corona Infizierte. Nicht kranke Menschen und nicht Infektiöse, sondern Menschen, bei denen mit PCR-Tests, deren Spezifität verbesserungswürdig ist, Bestandteile eines Virus nachgewiesen wurden.

- **181.302** Menschen hatten diese Infektion damals schadlos überstanden und galten als genesen.

- Wir hatten **9.081** bedauerliche Todesfälle. Diese Menschen waren an oder mit Corona gestorben. Niemand konnte das sagen.

Bezieht man diese Zahl auf die Zahl der Einwohner Deutschlands, also 83,1 Millionen, dann erkennt man, dass SARS Covid-2 keinesfalls eine Pandemie nationalen Ausmaßes ist, wie laufend dargestellt wird, denn der Anteil der Infizierten an der Bevölkerung beträgt 0,0024 = 0,24 %. Diesen Anteil kann man als eine Mini-Erkrankung der Bevölkerung bezeichnen, auch wenn sich die Zahl später deutlich erhöhen wird, was durchaus zu erwarten ist.

Nach bisheriger statistischer Erfassung werden weniger als 10 % der als infiziert festgestellten Personen tatsächlich erkranken. Also nur 0,024 %.

Spätestens jetzt muss man mit ganzer Deutlichkeit auf den qualitativen Unterschied zwischen *Infektion, Infektiosität* und *Erkrankung* hinweisen. Mit dieser Erkenntnis kann man ca. 700 erkrankte Menschen abschätzen, was durchaus bedauerlich ist, doch keinesfalls die überbordenden Maßnahmen der Regierung rechtfertigt. Diese sind völlig unangemessen.

Leider wird bis heute nicht wissensbasiert agiert, und weder von der Regierung, noch vom Robert Koch Institut oder von der Berliner Charité erhält man Antworten dazu. Man erhält keine begründeten Stellungnahmen zur Situation und den daraus abzuleitenden Maßnahmen, auch nicht vom Paul Ehrlich Institut, das angefragt wurde. Es gibt keine wissenschaftlichen Stellungnahmen darüber, wie gefährlich dieses Virus wirklich ist.

Es werden nur permanent Panik, Angstszenarien und Besorgnis verstreut. Die Angst vor einer zweiten Welle. Einer dritten Welle. Professor Drosten erzählt, wie gefährlich das Ganze ist, ohne einen wissenschaftlichen Beweis zu erbringen. Keine belastbare Zahl kommt herein. Später sagt er, Corona wäre schon erledigt, und er würde sich jetzt um die neue Pandemie kümmern wollen: MERS.[60] Man fragt sich, welche Spezies denn jetzt schon auf diesem Planeten wohnen.

Das Paul Ehrlich Institut bleibt eine Antwort auf die Frage schuldig, wie es sein kann, dass innerhalb von 3 Monaten auf Basis einer präklinischen Untersuchung, die nach Einschätzung von Fachleuten mehrere Jahre dauert, eine Genehmigung für die Freigabe eines Impfstoffs erteilt werden soll, auf der Basis von 168 erwachsenen Probanden, an denen der Impfstoff ausprobiert worden sein soll.

Aufgrund vager politischer Willenserklärungen sollte unsere Wissenschaft keinesfalls ihre Ethik und ihre regulatorischen Vorgaben opfern. Bislang hat sich keine wie immer geartete Reaktion von Lockdowns, der Wegsperrung von Menschen aus der Gesellschaft, gezeigt. Warum sollte sie auch. Außer ihrer Wirkung auf die Psyche der Menschen, der Betreuung von Kindern und der Bewertung des wirtschaftlichen Schadens, doch fummeln wir mit Not-

---

[60] https://www.rnd.de/gesundheit/drosten-mers-virus-konnte-nachster-kandidat-fur-eine-pandemie-sein-DTSQILW4K5AV3MBS4FPCSGMHS4.html

Impfkonzepten weltweit um die Wette, in der Hoffnung, dass es irgendwie klappen wird.

Wir leben in einer Situation, die intensiver und konziser Aufklärung bedarf. Vor allem einer Aufklärung durch fachlich kompetente Personen, also keinesfalls irgendwelche Politiker. Diese scheinen auf ganzer Front zu versagen. Es wäre wichtig, dass Wissenschaftler endlich ihre Rolle übernehmen, um die Menschen sachgerecht und vor allem richtig zu informieren.

Das gilt insbesondere für Impfungen, die unser Genom verändern sollen und zu schwerwiegenden, wenn nicht katastrophalen Nebenwirkungen führen können. Jedenfalls aber später zu indirekten Zwängen führen werden: ‚Bahn- oder Bus-Fahren nicht ohne Impfzeugnis‘, ‚Nahrungsausgabe nicht ohne Impf- zeugnis‘, Zutritt zu Veranstaltungen, Museen, Konzerten nur bei Vorlage eines Impfzeugnisses und so weiter, auch Behandlungs-Reihungen in Kliniken.

Tote oder schwer Geschädigte stehen in keinem Verhältnis zum Gewinn, den diese Impfung bringen soll, aber in Wirklichkeit nur dazu dient Politikern und Regierenden die Angst zu nehmen, allzu bald eine gut bezahlte Position aufge- ben zu müssen. [61] Man muss den Zusammenhang zwischen Maßnahmen und Wirkung verstehen, sonst werden auch die Impfungen nur schaden.

# 14 Ablauf einer Grippe-Infektion

## 14.1 Erreger und Übertragung

[62] Verursacht wird die *Echte Grippe*, *Influenza*, durch Influenza-Viren.
Die Grippe breitet sich von Mensch zu Mensch aus. Sie wird durch Tröpfchen von einer infizierten (eigentlich: *infektiösen*) Person direkt durch Niesen oder Husten und indirekt über die Berührung gemeinsam benutzter Gegenstände verbreitet, indem Absonderungen von Nase oder Hals im Tröpfchenmodus auf verschiedene Oberflächen abgegeben und von dort durch Schmierinfektion von Menschen aufgenommen werden.

---

[61] studio@clubderklarenworte.de https://www.youtube.com/watch?v=oRhHOgFCZbk
[62] https://www.sozialministerium.at/Themen/Gesundheit/Uebertragbare-
Krankheiten/Infektionskrankheiten-A-Z/Grippe-(Influenza).html

Genau genommen weiß man über die klassische Grippe nicht viel mehr, als über Corona: Ist Corona eigentlich eine Grippe?

## 14.2  Krankheitsverlauf und Krankheitsfolgen

Wenige Stunden bis 3 Tage nach der Ansteckung können folgende Krankheitszeichen auftreten:

Fieber, Halsschmerzen, Schnupfen, Trockener Husten, Müdigkeit, Kopf- und/oder Muskelschmerzen.

Häufig sorgt die in der deutschen Sprache übliche Vermischung von *Echter Virusgrippe* und *Grippalen Infekten* (auch *Verkühlung, Erkältung*) für die Verwechslung dieser beiden Erkrankungen.

Bei grippalen Infekten handelt es sich um die in der kalten Jahreszeit häufig auftretenden weitgehend ungefährlichen Erkrankungen mit Schnupfen, Husten, Halsschmerzen und keinem oder nur leichtem Fieber.

Die echte Virusgrippe hingegen ist durch plötzlichen Beginn, hohes Fieber, schweres, langanhaltendes Krankheitsgefühl mit Muskel- und Gliederschmerzen und das Risiko für Folgekrankheiten wie Lungen- oder Herzmuskelentzündung bis hin zum Tod gekennzeichnet.

Ein höheres Risiko für schwere Verläufe einer Grippe haben ältere Menschen, Schwangere und Menschen mit chronischen Grunderkrankungen (zum Beispiel Asthma, Diabetes mellitus, Herzerkrankungen, Stoffwechselerkrankungen, usw.) Bei Auftreten von Symptomen ist für Risikopersonen die frühzeitige Einnahme von antiviralen Medikamenten sinnvoll.

Ein erhöhtes Ansteckungsrisiko besteht für Gruppen mit hohem Personenkontakt, wie zum Beispiel Personal im Gesundheitsbereich, Lehrer oder Kindergartenpädagogen.

Für die spezifische Behandlung der Influenza stehen Medikamente zur Verfügung (*Neuraminidase Hemmer*), die besonders wirksam sind, wenn sie gleich nach Erkrankungsbeginn genommen werden.

## 14.3   Die Unterscheidung der Erkrankungen

|  | **Grippaler Infekt** (*Erkältung*) | **Saisonale Influenza** (*Echte Grippe*) |
|---|---|---|
| **Typischer Beginn** | schleichend mit Frösteln, laufender Nase und Halsschmerzen, häufig nur leicht | schlagartig hohes Fieber mit trockenem Husten, Schnupfen, Kopf-, Muskel- und Gliederschmerzen sowie allgemeinem Krankheitsgefühl |
| **Fieber** | (<38°C) oder gar nicht auftretend | typisch 38 – 41°C |
| **Erreger** | meist verschiedene Viren (>200), darunter zum Beispiel Rhino-, Corona-, Adeno-, Parainfluenza- und Respiratory-Syncytial-Viren | verschiedene Influenzaviren vom Typ A und B |
| **Auftreten** | ganzjährig, gehäuft in der kalten Jahreszeit | saisonal im Winter, vor allem Dezember bis April |
| **Komplikationen** | selten | Vor allem bei Vorerkrankungen gehäuft, tödlicher Ausgang möglich |
| **Impfung möglich** | nein | ja jährlich empfohlen |

## 14.4   Verbreitung und Häufigkeit

Influenza ist eine der bedeutendsten Infektionskrankheiten überhaupt und hat im Rahmen von Pandemien Millionen Menschen weltweit das Leben gekostet.

Fast jedes Jahr kommt es auch in Österreich in den Herbst-/Wintermonaten zu einer Grippewelle, bei der sich 5 % – 15 % der Bevölkerung anstecken und viele davon erkranken. Jährlich sterben rund 1000 Personen an einer Ansteckung mit Influenzaviren. In der Influenzasaison 2017/2018 starben 9 Kinder nachweislich an ‚echter Grippe‘. Auch in der Saison 2018/2019 traten insgesamt mindestens 5 Todesfälle durch Influenza bei Kindern auf.

Der Beginn der Grippe-Saison 2018/2019 in Österreich wurde mit 30. Januar 2019 definiert. Dies wurde durch eine deutliche Zunahme an Influenzavirus-Nachweisen in den klinischen Proben aus dem gesamten Bundesgebiet und in Zusammenschau der epidemiologischen Überwachung von Neuerkrankungen an Grippe/Grippalen Infekten (ILI-Überwachung) ermittelt.

Wöchentlich aktualisierte Zahlen zur Schätzung der österreichweiten Influenza- und Influenza ähnlichen Erkrankungen werden auf der Seite der *Nationalen Referenzzentrale für Influenza-Epidemiologie der AGES* veröffentlicht. *Europäische Influenza-Meldedaten* können online auf der gemeinsamen Seite der Weltgesundheitsorganisation WHO und des ECDC abgerufen werden.

## 14.5  Tatsächliche Sterberaten

| | Januar | Februar | März | April | Mai | Juni | Juli | August | Sept | Okt | Nov | Dez | Sum |
|---|---|---|---|---|---|---|---|---|---|---|---|---|---|
| **Sterbefälle** | Ergebnisse aus Rohdaten | | | | | | | | | | | | |
| Statistisches Bundesamt Deutschland  Stand Okt 2020 | | | | | | | | | | | | | |
| *Monate* | | | | | | | | | | | | | |
| 2020 | 85 300 | 79 872 | 87 327 | 83 693 | 75 604 | 71 892 | 73 343 | 77 646 | | | | | |
| 2019 | 85 105 | 81 009 | 86 739 | 77 410 | 75 669 | 73 483 | 76 926 | 73 444 | 71 022 | 77 006 | 78 378 | 83 329 | 939 520 |
| 2018 | 84 973 | 85 799 | 107 104 | 79 539 | 74 648 | 69 328 | 75 605 | 78 370 | 69 708 | 74 039 | 74 762 | 80 999 | 954 874 |
| 2017 | 96 033 | 90 649 | 82 934 | 73 204 | 75 683 | 69 644 | 71 411 | 71 488 | 69 391 | 75 229 | 74 987 | 81 610 | 932 263 |
| 2016 | 81 742 | 76 619 | 83 668 | 75 315 | 74 525 | 69 186 | 72 122 | 71 295 | 69 037 | 76 001 | 77 050 | 84 339 | 910 899 |

| | | | | | | | | | | | | |
|---|---|---|---|---|---|---|---|---|---|---|---|---|
| **Wert / Mittelwert** | | | | | | | | | | | | |
| 2020 | 1,081 | 1,013 | 1,107 | 1,061 | 0,958 | 0,911 | 0,930 | 0,984 | 0,000 | 0,000 | 0,000 | 0,000 |
| 2019 | 1,079 | 1,027 | 1,100 | 0,981 | 0,959 | 0,932 | 0,975 | 0,931 | 0,900 | 0,976 | 0,994 | 1,056 |
| 2018 | 1,077 | 1,088 | 1,358 | 1,008 | 0,946 | 0,879 | 0,958 | 0,993 | 0,884 | 0,939 | 0,948 | 1,027 |
| 2017 | 1,217 | 1,149 | 1,051 | 0,928 | 0,959 | 0,883 | 0,905 | 0,906 | 0,880 | 0,954 | 0,951 | 1,035 |
| 2016 | 1,036 | 0,971 | 1,061 | 0,955 | 0,945 | 0,877 | 0,914 | 0,904 | 0,875 | 0,963 | 0,977 | 1,069 |

Abbildung 22: Sterbefälle | Rohdaten | Statist. Bundesamt Deutschland

Bemerkenswert ist der geringe Unterschied zwischen den einzelnen Jahren. 2020 lässt nicht jene deutlichen Ausreisser erkennen, von denen gesprochen wird.

## 14.6  Vorbeugung: Eine Impfung schützt

Die jährliche Grippeimpfung wird allen empfohlen, die sich schützen wollen, ganz besonders aber die im *Impfplan Österreich* angeführten Personengruppen mit Risikofaktoren. Durch die Impfung können längere Ausfälle in Schule, Arbeit und im Sozialleben vermieden werden. Ansteckungen werden verhindert und Personen, die nicht geimpft werden können, werden geschützt (Gemeinschaftsschutz). Die Impfung ist nicht im kostenfreien Impfprogramm enthalten, aber kostengünstig und gut verträglich.

Geimpfte sind gegenüber Nicht-Geimpften im Vorteil, auch wenn Geimpfte gelegentlich trotz Impfung erkranken

- verläuft die Erkrankung zumeist milder und kürzer
- erleiden sie deutlich weniger Influenza-bedingte Komplikationen,
- benötigen sie seltener einen Krankenhausaufenthalt

Die Grippeimpfung bietet nur gegenüber der echten Virusgrippe einen Schutz. Grippale Infekte hingegen können weiterhin auftreten.

Auch das Einhalten folgender Hygieneregeln kann der Verbreitung einer Grippe gegensteuern:

- waschen Sie Ihre Hände regelmäßig mit Wasser und Seife
- halten Sie beim Niesen ein Papiertaschentuch vor Mund und Nase und entsorgen Sie das Taschentuch nach Gebrauch
- haben Sie kein Taschentuch zur Verfügung so husten Sie in Ihre Armbeuge
- vermeiden Sie Berührungen der Augen, der Nase oder des Mundes
- vermeiden Sie Händeschütteln, Anhusten, Anniesen
- wenn Sie krank sind, bleiben Sie zu Hause und suchen Sie nötigenfalls einen Arzt auf

## 14.7 Wann und wie oft wird gegen Grippe geimpft

Die beste Zeit für die Grippeimpfung beginnt Ende Oktober. Sie kann zu jedem späteren Zeitpunkt durchgeführt werden; auch wenn bereits Grippe-Fälle auftreten. Wegen regelmäßiger Veränderungen der Grippeviren muss die Impfung jährlich wiederholt werden. Bei der allerersten Influenza-Impfung von Kindern bis zum 9. Lebensjahr sollen 2 Dosen im Abstand von vier Wochen gegeben werden. Danach wird einmal jährliche eine Impfung im Herbst vor Beginn der Grippesaison empfohlen.

Verschiedene Impfstoffe gegen Grippe stehen zur Verfügung; für unterschiedliche Altersgruppen gelten unterschiedliche Impfstoff-Empfehlungen. Diese können der vor jeder Grippesaison aktualisierten eigenen Grippe-Ergänzung beispielsweise dem *Impfplan Österreich* entnommen werden.

# 15  Wie mir mein Immunsystem hilft

## 15.1  Die wichtigsten Aufgaben des Immunsystems

Unser Immunsystem ist eines der komplexesten Systeme unseres Körpers. Es hat sich auf die Abwehr von Krankheitserregern, also Bakterien und Viren spezialisiert. Ohne das Immunsystem wären wir krankmachenden Mikroorganismen und Schadstoffen schutzlos ausgeliefert.

Das System hat drei Aufgaben:

* Bekämpfung unterschiedlicher Krankheitserreger
* Erkennen und Abwehr von Schadstoffen
* Schutz vor eigenen krankhaft veränderten Zellen

## 15.2  Elemente des Immunsystems

Das System garantiert ein komplexes und überaus wirksames Zusammenspiel zwischen dem Abwehr-, dem Nerven- und dem Hormonsystem. Dabei wirken sich auch kleine Veränderungen unserer Lebensweise und unserer Lebensumstände aus.

Es besteht aus einer Vielzahl von Zellen und Organen, die auf vielfältige Weise miteinander verknüpft sind. Schon bevor es einem Erreger gelingt in den Körper einzudringen, muss er schon die erste Barriere, der *körpereigene Schutzwall* überwinden:

**Haut und Schleimhäute** wirken wie eine äußere mechanische Schutzbarriere. Krankheitserreger werden überdies durch den Säuremantel der Haut abgehalten. Staub, Schmutz und Krankheitserreger werden durch **Niesen und Husten** aus Körperöffnungen hinausbefördert.

**Bronchialschleim und Flimmerhärchen** in den Atemwegen bilden eine weitere Barriere.

Schutz bieten die regelmäßige **Spülung von Blase und Harnröhre** durch den Harnfluss, sowie das saure Milieu in der Scheide.

Enzyme in **Speichel, Tränenflüssigkeit** und **Atemwegen** können schädliche Mikroorganismen abtöten, ebenso tut dies die **Magensäure**.

## 15.3 Organe des Immunsystems

Wenn es Erregern trotz der mechanischen Hürden gelingt, in den Körper einzudringen, kommen die *Organe* des Immunsystems ins Spiel:

Es sind dies die *Primären* und *Sekundären Lymphatischen Organe*. Das Lymphsystem steuert die Herstellung und Reifung von Abwehrzellen, den *Lymphozyten*.

*Knochenmark* und *Thymus* zählen zu den *Primären Lymphatischen Organen*. Dort werden aus den sogenannten *Stammzellen* die *Lymphozyten* gebildet.

Die Lymphozyten werden über das Blut zu den *Sekundären Lymphatischen Organen* weitergeleitet:

> Lymphknoten, Milz, Mandeln, Lunge, Schleimhäute und Lymphgewebe im Magen-Darm-Trakt

Die Lymphozyten vermehren sich dort, reifen weiter und spezialisieren sich.

Von hier aus erfolgt die Einleitung der *Immunantwort* auf einen Krankheitserreger.

Durch den Lymphfluss werden die Abwehrzellen rasch und in großer Menge an ihren *Einsatzort* transportiert. Geschwollene Lymphknoten oder Mandeln sind daher ein sicheres Anzeichen, dass unser Körper gegen Infektionen ankämpft und das Immunsystem auf Hochtouren arbeitet.

## 15.4 Spezifische und unspezifische Immunabwehr

Unser Immunsystem lässt sich in zwei Abwehrmechanismen unterteilen:

* die *Angeborene Unspezifische Immunabwehr*
* die *Erworbene Spezifische Immunabwehr*

Sie sind auf vielfältige Weise miteinander verknüpft:

Die Angeborene Immunabwehr richtet sich gegen alle Eindringlinge des Körpers, während die Erworbene Abwehr gezielt gegen bereits erkannte Erreger arbeitet und spezielle Antikörper gebildet hat.

Antikörper zählen zu den Proteinen, die auf bestimmte Stoffe (*Antigene*) reagieren. Unser Immunsystem bildet Antikörper, wenn es Antigene identifiziert.

Alle Abwehrzellen des Körpers leiten sich von Stammzellen ab, die im Knochenmark gebildet werden. Sie zählen zu den weißen Blutkörperchen (*Leukozyten*).

Die Stammzellen können zwei unterschiedliche Differenzierungen (*Spezialisierungen*) einschlagen:

- sie können sich zu *Granulozyten, Monozyten* sowie *Makrophagen* (Fresszellen) ausdifferenzieren, die dann Teil des unspezifischen Abwehrsystems sind
- oder sie werden zu *Lymphatischen Stammzellen*, aus denen sich dann *Lymphozyten* entwickeln. Lymphozyten lassen sich in Untergruppen unterteilen: die T- und die B-Zellen, sowie die natürlichen Killerzellen. Sie sind Teil des spezifischen Abwehrsystems.

## 15.5 Angeborenes unspezifisches Abwehrsystem

Schon von Geburt an besitzt unser Körper wirkungsvolle und schnelle Abwehrmöglichkeiten gegen Infektionen, Entzündungen, allergischen Reaktionen oder Autoimmunkrankheiten.

Uns stehen der körpereigene Schutzwall, Enzyme, Botenstoffe sowie weiße Blutkörperchen zur Verfügung. Besonders die Leukozyten, die weißen Blutkörperchen, sind wirkungsvolle Immunzellen gegen Krankheitserreger.

Da das angeborene Immunsystem über kein Gedächtnis verfügt, wird jeder Eindringling ungezielt und innerhalb kürzester Zeit angegriffen.

So können beispielsweise bakterielle Infektionen bereits durch das angeborene Abwehrsystem aufgehalten werden, da die sogenannten Fresszellen (Makrophagen, Monozyten und Granulozyten) sowie verschiedene Eiweiße sofort eingreifen können.

Nur wenn das unspezifische Immunsystem erfolglos ist, kommt das spezifische Immunsystem ins Spiel. Die Fresszellen unterstützen das Immunsystem durch das Beseitigen von abgestorbenen Zellen im Körper. So kann zum Beispiel das Entstehen von Infektionsherden verhindert werden.

## 15.6 Erworbenes, spezifisches Abwehrsystem

Die erworbene, spezifische Immunabwehr bildet sich im Laufe der Jahre durch Kontakte mit Krankheitserregern und merkt sich deren Beschaffenheit. Eine besondere Rolle übernehmen hierbei die im Knochenmark gebildeten Lymphozyten, die nach dem Kontakt mit Fremdkörpern Antikörper bilden. Bei einem erneuten Angriff des Erregers reagiert der Körper dank der Antikörper gezielt mit einer Immunantwort. Das sogenannte *Immunologische Gedächtnis* ist der Grund, warum wir vor vielen Krankheiten jahrelang geschützt sind oder sie nur einmal erleiden müssen und dann gegen sie immun sind.

Jedoch kann es vier bis sieben Tage dauern, bis die Antigene des spezifischen Abwehrsystems greifen.

## 15.7 Faktoren der Schwächung des Immunsystems

Hormonschwankungen, schlechter Schlaf, ungesunde Ernährung, seelische Belastungen und negative Gefühle schwächen das Immunsystem und machen es Krankheitserregern leichter, unsere Abwehrkräfte zu überwinden.

Häufige Infekte, die durchaus länger andauern können, sind ein deutliches Anzeichen für eine solche Schwächung des Immunsystems. Aber auch Müdigkeit, Antriebsschwäche, eingerissene Mundwinkel, stumpf aussehende Haut und stumpf wirkende Haare sowie Konzentrationsprobleme können Signale sein, auf die wir achten sollten.

## 15.8 Organisierte Abwehr von Viren und Bakterien

Viren und Bakterien können auf vielfältige Weise in unseren Körper gelangen. Dem eigentlichen Immunsystem vorgeschaltet sind die Schutzbarrieren der Haut und Schleimhäute. Sie haben die Aufgabe, schädliche Bakterien oder Viren sowohl mechanisch, chemisch als auch ökologisch abzuwehren (Haut), abzutöten (Magensäure) beziehungsweise zu verhindern, dass sich schädliche Bakterien vermehren (Darmmikrobiom).

Setzen sich Eindringlinge durch, beispielsweise durch Risse in der Haut, stellt sich bei einem gesunden Menschen die körpereigene Immunabwehr in den Weg. Dabei handelt es sich um ein System aus Immunzellen, Antikörpern und Botenstoffen, das nichts anderes im Sinn hat, als Eindringlinge unschädlich zu machen. Dieses System ist anfällig für Störungen.

## 15.9 Angeborenes versus Erworbenes Immunsystem

Das angeborene Immunsystem legt sofort los, wenn etwas nicht in Ordnung ist. Es reagiert schnell, doch auf alle Anforderungen immer in gleicher Weise. Zum Beispiel erkennt es bei einem Riss in der Haut den Gewebeschaden, führt als eine erste Maßnahme Zellen an den Ort des Geschehens, die schädliche Bakterien auffressen. Wenn man so will agiert es eher *stereotyp* – immerhin aber sehr schnell.

Über Botenstoffe ruft es einen weiteren Mitspieler auf den Plan: Das erworbene Immunsystem. Dieses wartet in den Lymphknoten auf Einsatzbefehle und reagiert aufgrund von Vor-Erfahrungen mit Infektionen. Es agiert zwar etwas langsamer, dafür differenzierter. Daher braucht es etwas Zeit, bis es spezifische Zellsorten und Abwehrstoffe bereitgestellt hat, erledigt dann aber alles passgenau zugeschnitten auf den Erreger.

## 15.10 Ein gesundes Immunsystem kann man nicht stärken

Ein nicht funktionierendes Immunsystem wäre für den Organismus tödlich. Die Evolution hat deshalb einen großen Spielraum eingeplant und die Bandbreite des Normalen ist beim Immunsystem enorm. Selbst wenn sich die Zahl einiger zum Immunsystem gehörender Zellsorten vermindert, arbeitet es noch immer zuverlässig. Das bedeutet, dass Menschen mit einem gesunden Immunsystem nicht nur nichts unternehmen sollten, um eine Stärkung herbeizuführen, es wäre erfolglos.

## 15.11 Die Immun Booster-Lüge

Die vielfach empfohlene zusätzliche Einnahme von Vitaminen – Vitamin C wird dabei am häufigsten genannt – und Spurenelementen um einen sogenannten *Boost* für das Immunsystem herbeizuführen, ist aus immunologischer Sicht wirkungslos. Keine Studien haben gezeigt, dass man jemandem etwas Gutes tut, wenn man ihm beispielsweise über seinen Bedarf hinaus Vitamin C zuführt. Ein Überschuss wird von den Nieren abgebaut und mit dem Urin ausgeschieden.

Wer diesen Zusammenhang verstanden hat, hat schon gewonnen. Bei einem Mangel sieht die Sache anders aus. Wenn man sich vernünftig ernährt, ist in unseren Breitengraden beispielsweise ein Mangel an Vitamin C extrem selten, denn 200-Gramm Erdbeeren decken den Tagesbedarf.

Anders bei Vitamin D: Hier kann der persönliche Versorgungsstatus per Bluttest beim Arzt abgeklärt werden: Kosten etwa 30 Euro.

## 15.12 Womit man das Immunsystem schädigt

Stärken lässt sich das Immunsystem nach Aussagen der Immunologie nicht, aber schädigen können wir es allemal.

Wenn Sie jahrelang Junk Food essen, dauergestresst sind, zu wenig, also dauerhaft unter sieben bis acht Stunden schlafen, rauchen und trinken, so schädigen Sie Ihr Immunsystem definitiv, erklärt Thomas Kamradt. Schlafmangel, Rauchen und Alkohol in größeren Mengen seien besonders schlimm, und natürlich summiere sich das über die Lebenszeit.

Auch chronische Krankheiten wie Diabetes und Medikamente können das Immunsystem schwächen. Antibiotika etwa zerstören nicht nur die schädlichen Bakterien, derentwegen sie eingenommen werden, sie vernichten auch nützliche Bakterien im Darm.

## 15.13 Ballaststoffreiche Ernährung – gut fürs Immunsystem

Aus dem *Darmmikrobiom*, im weitesten Sinn ist das die Gesamtheit aller Mikroorganismen des Darms, das seit einigen Jahren intensiv erforscht wird, gibt es viele Hinweise, dass eine ballaststoffreiche Ernährung (Gemüse!) unser Immunsystem fit hält. Vor allem weiß man, dass die im Darm lebende Gemeinschaft, bestehend aus Billionen von Bakterien, neben dem Stoffwechsel, dem Körpergewicht und dem Gehirn auch das Immunsystem wesentlich beeinflussen.

So schön die Vorstellung ist das Immunsystem mit Vitaminpillen und anderen Nahrungsergänzungsmitteln zu boosten: Wenn man sich gesund und ausgewogen ernährt und nirgendwo ein Mangel vorliegt, sind diese Zusatzmittel aus Expertensicht nicht hilfreich.

Wichtig ist es jedoch, einen Lebensstil zu verfolgen, der das Immunsystem nicht schädigt. Eine zentrale Rolle spielt hierbei das Gleichgewicht der Darmflora, also des Darmmikrobioms.

# 16  Die Magie der Maske

Die Maske ist inzwischen überall und man meint, das Leben hätte ohne sie keinen Sinn mehr. Das *Bundesinstitut für Arzneimittel und Medizinprodukte* betont, tatsächlich belegt sei der Fremdschutz nur beim medizinischen Mund-Nasen-Schutz, auch *OP-Masken* genannt.

Bei sogenannten Community-Masken oder selbst hergestellten Stoffmasken sei eine solche Schutzwirkung bisher nicht belegt. Immerhin könne die Geschwindigkeit des Atemstroms oder des Speichel- und Schleim-Tröpfchenauswurfs reduziert werden.[63]

## 16.1  Die Historie der Maske

[64]Inzwischen spielt dieses Tool jedenfalls die Hauptrolle im Corona Geschehen. Es geht dabei nicht um die Sache, wie Gustave Le Bon in seinem Buch *Psychologie der Massen*[65] vor nahezu hundert Jahren in ähnlichem Zusammenhang schrieb, sondern um die Umsetzung irrealer Sachverhalte. Weh' dem, der sich einer dargelegten Wahrheit widersetze. Die Maske erleichtert dies.

*Maske.* Das Wort stammt aus dem Arabischen: *Mas-hara*; der *Narr, der Clown, der Possenreißer.*

Wie nahe wir doch mittlerweile an dieser Szenerie sind. Oft genug stimmen die Umstände des Maskentragens nachdenklich. Jedenfalls erzählen die Memoiren der Maske von Masse und Macht. Das gilt für die venezianischen Pestmasken mit ihrem überdimensionierten Schnabel ebenso wie für die schwarzen Masken der Henker, wie sie im Jahr 2006 bei der Hinrichtung des irakischen Diktators Saddam Hussein auftraten. Auch für die *Guy-Fawkes-Maske* der Anonymous- und der Occupy-Wall-Street-Bewegung. Und für die Masken der Studenten in Hongkong, welche damit zu Zehntausenden der Gesichtserkennungstechnologie chinesischer Repressionskräfte trotzten. Letzteres geschah - unfassbar - vor einem Jahr. Vor kurzem noch waren solche Masken in der U-Bahn verboten.

---

[63] https://rp-online.de/panorama/coronavirus/maskenpflicht-die-meisten-masken-atteste-sind-ein-skandal_aid-52942423

[64] https://www.focus.de/kultur/leben/corona-vermummungsgebot_id_11872567.html

[65] Gustave Le Bon: Psychologie der Massen ISBN 978-3-86820-026-3 2019

Im Salzburger Land treten alljährlich die *Schiachperchten* auf, mit grotesken Zottelmasken verkleidete junge Männer, die in den Raunächten Mädchen durch die Dörfer jagen.

Ähnlich in Mexiko, wo die proletarischen Anhänger des Catrina-Kults am Dia de los Muertos mit Totenschädeln und Skelettkostümen Randale veranstalten.

Eine der ältesten Darstellungen der Menschheit, eine Höhlenzeichnung aus Trois Frères in Südfrankreich, zeigt einen tänzelnden Mann mit Hirschmaske. Die Zeichnung ist mindestens 10 000 Jahre alt - und ähnelt den als Mischwesen verkleideten, tanzenden und singenden Prominenten der SAT.1-Show *The Masked Singer*.

## 16.2 Die menschliche Sehnsucht nach Verwandlung

Von den Arlecchino-Masken der Commedia dell'Arte des 17. Jahrhunderts zur Maske von <u>Cro</u>, alias Carlo Waibel, einem deutscher Rapper und Sänger aus Stuttgart, ist es kein weiter Weg. Freilich ist auch seine Maske nur eine temporäre Umwandlung, die tiefe Sehnsucht nach Verwandlung hingegen ist zeitlos.

Venedig, 1347. Als kreative Maskenbildner werden dort bald Krankheit und Tod einziehen. Dogenpalast und Markusdom sind gerade fertig. Noch blüht die Goldschmiedekunst und prosperieren die Handelshäuser.

Da bringt eine Galeere aus der Hafenstadt Kaffa, dieser genuesischen Handelsniederlassung auf der südlichen Krim, Erreger der Schwarzen Pest in die Lagune. Venedig im Vexierspiel von Pracht, Gier und Moder versucht sich gegen diese Krankheit zu erwehren und wird derart zum Herkunftsort der Pestmaske, jenes damals wie heute undienliche mittelalterliche Werkzeug zur Abwehr einer Pandemie, was nichts als bizarre Schauder auslösen und über die nächsten Dezennien in unseren Hirnen Erinnerungen an eine pandemische Ohnmacht festsetzen wird.

Wie wir doch unsere unbrauchbaren Maßnahmen sorgsam hegen und pflegen und in paranoider Weise üben gegen einen solchen Angriff. Die Politik tut das Ihre, um ihr klägliches Versagen zu kaschieren bei den Versuchen, der Pandemie Herr zu werden,.

Zunächst waren es damals die Obdachlosen und die Armen, deren Haut von dunklen Flecken bedeckt und deren Lymphknoten zu eitrigen Geschwüren angeschwollen waren - wenig später sollte die Seuche in den Kanälen und in den Palästen am Canal Grande wüten.

Fast alle Schwangeren starben. In den Gassen lagen zahllose Leichen.

Über sechzig Jahre hindurch würde sich die Pest in immer neuen Mengen von Kranken durch die Stadt wälzen, ihre Bewohner verzweifelnd nach Sündenböcken und Heilsstrategen suchen lassen. Vielleicht ist in Verkennung der Situation, die heutige Furcht vor irrealen Wellen nur ein Relikt dieser geheimnisvollen Macht von damals. Eingebrannt in unsere Amygdala.

Die Ärzte waren so ratlos wie die Sterbenden. Sie wussten nichts von Viren und Bakterien, nichts über die Ursache der Krankheit, vermuteten Dämpfe als ihre Quellen, und so glaubte man damals ähnlich wie heute, sich mit Wiesenkräutern, Abstand und dem Wegsperren der Kranken schützen zu können. Mit krassen Masken hielten die Pestärzte in mystischer Schutzkleidung mit bodenlangen Ledermänteln und Lederkappen mit riesigem Schnabel die Siechenden auf Abstand. Mit in Essig getränkten Schwämmen und muffigen Essenzen.

Weil sie jedoch anstatt zu heilen, sich selbst ansteckten und damit die Seuche weiter verbreiteten, wurde der maskierte *Dr. Schnabel* für Jahrhunderte zur Symbolfigur der Angst.

Bis jetzt hat ihn Corona noch nicht für sich eingenommen, doch wird es nicht mehr lange dauern.

## 16.3  Der Charakter der Maske

Venedig blieb lange nach dem Abklingen der Pest die *Stadt der Masken*.

Weil man sich im Labyrinth der engen Gassen nicht aus dem Weg gehen, auch nicht unerkannt passieren lassen konnte, bot sich die Maske als diskreter Schutz vor der Öffentlichkeit an. So entstand die typisch venezianische Adelsmaske *Bauta* aus weißem oder schwarzem Leder, die mit Broderie oder Goldstukkatur nur Augen und Kinn frei ließ. Ihr Träger konnte anonym durch die Stadt wandeln und dennoch durch die aufwendige Gestaltung seinen privilegierten gesellschaftlichen Status dokumentieren. Als ‚Bauta 2020' wäre heute die Kombination ‚Corona Maske mit Designer Sonnenbrille' zu empfehlen. Der Doppelcharakter der Maske erlaubte es damals schon, wiewohl sein Antlitz zu verhüllen, als auch sein wahres Gesicht zu zeigen. Freilich auch das Böse, das Dumme oder eine pfiffige Kombination für wichtige Konferenzen.

In den siebziger Jahren erschütterte eine bizarre Mordserie die USA. John Wayne Gacy, ein arrivierter Bauunternehmer, der bis in die Spitze der demokratischen Partei vernetzt war und als *Pogo, der Clown*, bei Wohltätigkeitsveranstaltungen auftrat, hatte sich im Kostüm an Kinder und Jugendliche herangemacht, um viele letztlich bestialisch zu töten. 30 Morde hatte er bei seinem Prozess im Jahr 1980 gestanden. Bis er als Serienmörder 14 Jahre nach dem Todesurteil endlich mit der Giftspritze hingerichtet wurde, konnte er sich als Star des Bösen inszenieren. In der Gefängniszelle malte er Hunderte Clownportraits, die mittlerweile auf dem internationalen Reliquienmarkt der Psychopathen pro Stück für 20 000 Dollar oder mehr gehandelt werden.

Trittbrettkiller auf der ganzen Welt hatten ihre Taten mit Maske verübt. Jahrzehntelang schreckten Gruselclowns als Botschafter des Bösen Freizeitparks, Spielplätze und Einkaufszentren und noch im Jahr 2016 kam es in Deutschland zu einer Serie von Attacken, so dass sich damals der Karstadt-Konzern gezwungen sah, Clownmasken aus dem Sortiment zu nehmen.

Im Netz kursierten derweil kreative Schnittmuster und Faltanleitungen für die *Community Mask* in *Superior Quality*. Ihre Schutzeigenschaften hängen stark von Material und Nutzungsdauer ab. Dichte und dicke Stoffe wären angeblich besser geeignet als leicht gewebte. Eine wissenschaftlich nachgewiesene total wirksame Schutzwirkung hat freilich keine von allen anzubieten. Wie sollte sie eine solche haben, denn schließlich muss die Luft zum Atmen durch die Maske herein und hinaus und herein und hinaus. Fortwährend am Tag, und bei Schutzprofis auch nachts.

Die Luft muss durch, koste es was es wolle, sonst erstickt man, und mit der Atemluft gehen die Viren wie sie wollen herein und hinaus, tagein und tagaus. Dass das bisher niemand begriffen hat oder nicht begreifen durfte, liegt wohl daran, dass Corona ein riesiges weltweites Geschäft ist.

Es wird behauptet, dass manche Masken das Risiko einer Ansteckung verringern können, indem sie den Tröpfchenauswurf reduzieren und den achtsamen Umgang mit sich selbst und anderen fördern. Ebenso sollen auch das politisch verordnete Hygienevorschriften und Abstandsregeln tun. Aber sicher ist nichts, weil man nicht die Zusammenhänge in der Corona-Virus-Szene nicht wirklich kennt. Während also ringsum vermutet wird, denken die Fortschrittlichen Corona Manager schon bei der Gefährdungsextrapolation an die Zukunft.

Ein nachhaltiges Corona Thema sind schon jetzt die Vermutungen der Spätschäden. Keinesfalls also wird das Geschäft mit Corona 2020 oder 2021 beendet sein. Da wird's erst richtig wehtun, so prophezeit man. Im Portemonnaie.

Schmutzige Masken sind kein Schutz und jede Maske ist nach wenigen Minuten schmutzig, schon weil die Hände schmutzig sind. Denn sie berühren die Maske schon beim Aufsetzen, richten sie ein und korrigieren sie. Fortwährend. Unbewusst. So werden Masken zu Virenträgern, -verbreitern und -vervielfältigern. Zehn Masken pro Tag würden kaum ausreichen um hygienisch zu filtern. Eine Tragezeit von einer Stunde ist in unserer Standard-Atemluft schon deutlich zu lange. In dieser Zeitspanne schon wird jede Maske gefährlich schmutzig und stellt dann als Multiplikator eine Gefahr für die eigene Gesundheit und die Gesundheit anderer dar.

**Mund-Nase-Schutz.** Masken sollten – so wurde zu Beginn der Pandemie der Sinn des Maskentragens unphysikalisch unlogisch begründet – vor allem dem Schutz der Mitmenschen dienen. Warum sollten Masken wider alle Diffusionsgesetze in unterschiedlichen Transmissionsrichtungen unterschiedlich wirken. Diese Vorstellung ist bis heute nicht vermittelbar, was allerdings die Begründung des Maskenzwangs nicht entwertet.

In medizinischen Einrichtungen sind Masken mittlerweile häufig knapp. Der sogenannte *Mund-Nasen-Schutz* fängt allenfalls Flüssigkeitsspritzer und Tröpfchen in der Aus-Atemluft der tragenden Person ab. So kann das Risiko, eine andere Person durch Husten, Niesen, Sprechen, Singen oder Beichten anzustecken, verringert werden. Den Träger können sie natürlich auch vor größeren Tröpfchen aus seiner Umgebung schützen. Einen ausreichenden Schutz vor Viren und Bakterien bieten sie nicht, weil sie nicht dicht auf dem Gesicht sitzen können. So können etwa kleine Tröpfchen eingeatmet werden, die mit der Luft herumgetragen werden. Auch beim Tragen von Masken irgendwelcher Art gelten daher weiter die Regeln für Händehygiene und Sicherheitsabstand. Sie helfen, doch ist das Maß unsicher.

**FFP-Masken**

Die Abkürzung FFP steht für *Filtering Face Piece* - also etwa *Filternder Gesichtsschutz*.

Masken werden in drei Klassen geteilt: 1, 2 und 3. Sie schützen in unterschiedlichen Graden vor festen und flüssigen Partikeln, wobei 3 die höchste Schutzklasse darstellt.

Um sich vor Corona-Viren zu schützen, empfehlen Experten mindestens Masken der Klasse 2 oder 3 zu tragen. Weil der Filter einer FFP-3-Maske sehr dicht ist, fällt das Atmen unter dieser Maske schwer, sie kann nur kurze Zeit getragen werden. Die medizinischen Masken, inklusive OP-Masken, sind zudem häufig knapp. Viele Experten plädieren daher, solche Masken primär Krankenhäusern, Arztpraxen und Pflegeheimen zu überlassen.

## 16.4 Kann ein Mundschutz vor Viren schützen

Coronavirus, Grippewelle, Erkältungszeit: In der Fußgängerzone und in der U-Bahn tragen einige Menschen Mundschutz, um sich vor Viren zu schützen.

Welche Maßnahmen sind angebracht und was nützen sie tatsächlich [66], also auch der Mundschutz.

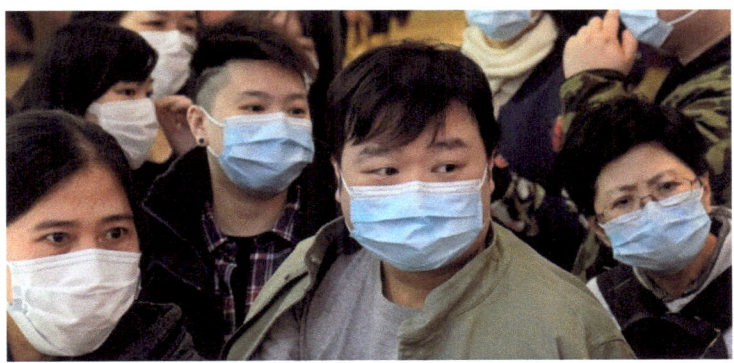

Abbildung 23: Chinesische Vorbeugung
© dpa/ap/Vincent Yu

Seit die durch das Coronavirus ausgelöste Lungenkrankheit grassiert, wirken viele asiatische Städte wie Hochsicherheitslaboratorien. Ihre Bewohner hatten freilich schon vorher Masken getragen, weil sie vermeiden wollten andere anzustecken, in Europa werden diese Maßnahmen seit jeher vielfach missverstanden.

Mittlerweile soll durch die Masken auch die eigene Ansteckung verhindert werden und ab dieser Erkenntnis wagen sich viele nur noch mit Mundschutz vor die Haustür. Sie wollen verhindern im Freien, auch im Wald, Krankheitskeime aufzuschnappen. So trägt man in Deutschland auch chirurgische Masken auf der Straße.

Ob ein Mundschutz außerhalb des Krankenhauses eine messbare Schutzfunktion hat, sehen Hygieneexperten als nicht erwiesen an, denn die dazu vorliegenden Studien geben kein einheitliches Bild. Man sieht eine Maske, wie Chirurgen sie im OP-Saal tragen nicht als Atemschutzmaske, weil die Luft seitlich an ihr vorbeiströmen kann.

---

[66] apotheken-umschau.de https://www.apotheken-umschau.de/Coronavirus/SARS-CoV-2-Welcher-Mundschutz-schuetzt-wie-557781.html
Dr. med. Roland Mühlbauer, aktualisiert am 27.01.2020

So erklärt Dr. Ernst Tabori, Facharzt für Hygiene und Umweltmedizin, dass man den Mundschutz mit einem Küchenrolltuch vergleichen könne, das man vor sein Gesicht binde.

Zwei positive Effekte wären denkbar: Wer selbst erkältet sei und seine Umgebung nicht mit Keimen belasten wolle, könne mit einem Mundschutz einen Teil der Krankheitserreger abfangen. Speicheltröpfchen, die beim Niesen oder Sprechen versprüht würden, blieben zum Teil in der Maske hängen. Noch sicherer wäre es, wenn ein Erkälteter schon ab den ersten Krankheitsanzeichen zu Hause bliebe und Menschenmengen bewusst meide.

## 16.5   Impfungen - wann?

Schwere Grippewellen werden durch Influenza-Viren ausgelöst. Ein bewährtes Mittel dagegen ist die jährliche Grippeschutzimpfung. Jedes Jahr stellen Impfexperten gegen die jeweils wichtigsten Formen einen neuen Impfstoff zusammen.

‚Mit einer Grippeimpfung im Herbst kann jeder sein Immunsystem für den Winter fit machen. Insbesondere Menschen, die zu einer von der *Ständigen Impfkommission* genannten Personengruppe gehören, sollten mit der Impfung nicht zögern‘, rät Tabori.

Kinder, Menschen mit chronischen Erkrankungen und alle Menschen ab 60 Jahren sollten sich zusätzlich gegen *Pneumokokken* impfen lassen, die besonders nach grippalen Infekten schwere Lungenentzündungen verursachen können. Diese Impfung ist nicht jedes Jahr nötig. ‚Vorbeugen ist besser und effizienter, als sich später mit der Behandlung einer Erkrankung herumschlagen zu müssen‘, sagt Tabori.

Infektiologe Pletz weist auf einen weiteren Aspekt hin:

‚Gegen Grippe geimpfte Menschen schützen auch ihre Familienmitglieder.‘ Ohne Impfung könnten sie Grippekeime übertragen, auch wenn sie selbst keine Krankheitsanzeichen bemerken.

‚Besonders medizinisches Personal sollte sich impfen lassen, weil junge fitte Menschen leicht symptomlose Überträger sein können‘, sagt Pletz.

## 16.6  Masken in der Öffentlichkeit

[67] Auch wenn die Wirkung von Masken gegen Virenattacken nach wie vor umstritten ist, wurde ihr Tragen seit dem Beginn der Corona Pandemie zur Gewohnheit und später sogar verpflichtend.

[68] Coronavirus, Grippewelle, Erkältungszeit – in der Fußgängerzone und in der U-Bahn trugen schon lange vor Corona einige Menschen einen Mundschutz, um sich und andere vor Infektionen zu schützen. Was aber nützt er tatsächlich: Nachdem durch das Coronavirus eine Lungenkrankheit ausgelöst wurde, wirkten manche Städte wie ein Hochsicherheitslabor. Die Bewohner wagten sich nur noch mit Mundschutz vor die Haustür. Der Mundschutz soll der Übertragung von Viren vorbeugen oder eine solche sogar verhindern. Die Träger wollen verhindern, in der Öffentlichkeit Krankheitskeime aufzuschnappen.

Nicht nur in Asien, wo das Tragen von Masken schon vor Corona üblich war, sondern auch in Europa sieht man mittlerweile Maskenträger, unter anderem häufig auf der Straße, in Verkehrsmitteln, Restaurants, Konzerten, Theatern, Schulen und sogar im Freien auf Sportstätten.

In Deutschland sah man chirurgische Masken gelegentlich auch schon früher, als die Schweine- und die Vogelgrippe große Themen waren.

Was aber kann die tatsächliche Wirkung einer Maske sein?

## 16.7  Erwartungen an eine Atemmaske

Welche Wirkung nun haben ein Tuch vor dem Mund, eine einfache Industriemaske oder eine in einem Einkaufszentrum kostenlos überreichte Maske?

Dass ein Mundschutz außerhalb des Krankenhauses überhaupt eine Schutzfunktion haben kann, sehen Hygieneexperten keineswegs als bewiesen an, denn bisher haben die dazu vorliegenden Studien kein einheitliches Bild ergeben.

Eine Maske, wie Chirurgen sie im OP-Saal tragen, kann nicht als Atemschutzmaske gesehen werden kann, weil Luft seitlich an ihr vorbeiströmen kann. Das erklärt Dr. Ernst Tabori, Facharzt für Hygiene und Umweltmedizin: *Der Mundschutz hat eine Wirkung wie ein Küchenrollentuch das man vor das Gesicht bindet.*

---

[67] https://www.moldex-europe.com/de/moldex-know-how/atemschutzmasken-gegen-das-coronavirus-sars-cov-2
[68] https://www.apotheken-umschau.de/Erkaeltung/Schuetzt-ein-Mundschutz-vor-Viren-502919.html

Man kann erwarten, dass jemand, der erkältet ist, seine Umgebung weniger mit Keimen und damit mit Krankheitserregern belastet und gefährdet, wenn er einen Mundschutz trägt, denn ein bedeutender Teil der Speicheltröpfchen, die beim Niesen oder Sprechen versprüht werden, bleiben in der Maske hängen.

Dass ein Erkälteter, wie in früheren Zeiten selbstverständlich, schon ab den ersten Krankheitszeichen zu Hause bleibt und erst recht Menschenansammlungen meidet, ist ziemlich klar.

## 16.8    Schutz gegen versehentliche Berührungen

Sicherlich kann eine Maske das eigene Hygieneverhalten günstig beeinflussen, aber braucht man dazu wirklich eine Maske? Viele Infektionen mit grippalen Erregern, und dazu gehört aus das Covid-Virus, entstehen, wenn sich Menschen häufig unbewusst und unwillkürlich mit verunreinigten Händen ins Gesicht fassen.

Der Infektiologe Professor Mathias Pletz Universitätsklinik Jena hat herausgefunden, dass jeder Mensch durchschnittlich 300mal am Tag Nase und Mund berührt. Das ist ein Infektionsrisiko. Ein Mundschutz wird solche Kontakte reduzieren.

Für Patienten mit einem geschwächten Immunsystem – zum Beispiel nach einer Organtransplantation oder während einer Chemotherapie – könnte ein solcher Schutz wirkungsvoll sein, allerdings müsste er regelmäßig, mindestens im Stundentakt, durch einen neuen ersetzt werden, ansonsten würde er selbst zum Keimreservoir.

Im OP-Saal gehört der Mundschutz zur Grundausstattung, doch kann man seinen Gebrauch für den Alltag normaler Bürger einfach vorschreiben?

Chirurgen und anderes OP Personal tragen Masken als Spritzschutz, weil er Feuchtigkeit und Speicheltröpfchen zurückhält. Damit gelangen Keime des Personals in geringerer Menge in die Umgebung. Doch liegen im Alltag ähnliche Bedingungen nicht einmal ansatzweise vor.

Bei hoch ansteckenden Patienten tragen die Ärzte daher oft zusätzlich Schutzbrillen oder Visiere als Gesichtsschutz, damit auch keine Spritzer in die Augen gelangen.

Der Alltag des Menschen stellt sich deutlich anders dar. Eine Maske wird hier das eigene Hygieneverhalten beeinflussen: viele Infektionen mit grippalen Erregern ergeben sich, weil Menschen sich unbewusst mit verunreinigten Händen ins Gesicht fassen. Ein Mundschutz kann solche direkten Kontakte minimieren.

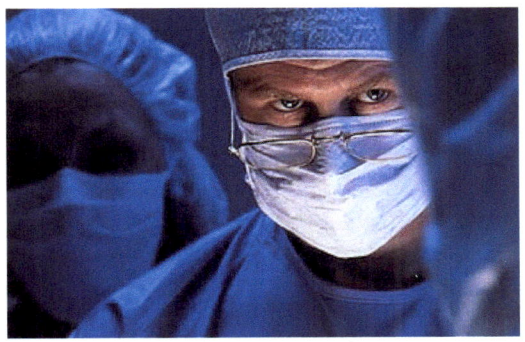

Offensichtlich stellt die Maske für Chirurgen einen hinreichenden Schutz dar. Beim Eingriff entstehende Blut- und Gewebespritzer treffen damit in geringerer Menge Mund oder Nase des Operateurs. Die empfindlichen Schleimhäute werden durch die Masken von Keimen abgeschirmt.

Abbildung 24: Maskierung von Chirurgen

## 16.9   Je teurer umso besser?

Eine teure Atemschutzmaske schützt nicht besser vor Grippe als ein einfacher Mundschutz. Einfache chirurgische Gesichtsmasken, die eine Infektion des Patienten verhindern sollen, indem sie die Atemluft des Trägers filtern, schützen den Träger offenbar genauso gut vor einer Grippeinfektion wie teure Atemmasken vom Typ N95. [69]

Einweg-Atemmasken vom Typ N95 filtern mehr als 95 % aller Aerosole aus der Luft. Dennoch haben sie in einer Studie  das Gesundheitspersonal in der Erkältungssaison nicht häufiger vor Atemwegerkrankungen einschließlich einer nachgewiesenen Grippe geschützt, als einfache chirurgische Gesichtsmasken. Diese Gesichtsmasken filtern die Atemluft von Ärzten und Pflegepersonal und verhindern in hohem Grad die Infektion des Patienten. [70]

Für einen Schutz in der anderen Richtung sind sie eigentlich nicht vorgesehen, da sie nicht lückenlos an der Gesichtshaut schließen. Außerdem werden die Masken häufig ‚lässig' getragen. Mit Viren oder anderen Krankheitskeimen besetzte Aerosole können derart seitlich an der Maske vorbei in die Atemwege gelangen.

Die *US-Centers for Disease Control and Prevention (CDC)* rieten deshalb dem Personal während der Schweinegrippe-Epidemie von 2009 (H1N1-Grippeviren) dringend, sich durch N95-Atemschutz-masken vor Ansteckung zu schützen. So wurden in vielen US-Kliniken die N95 zum Standard-Atemschutz. Sie belasteten

---

[69] https://www.lungenaerzte-im-netz.de/news-archiv/meldung/article/teure-atemschutzmaske-schuetzt-nicht-besser-vor-grippe-als-einfacher-mundschutze/
[70] *JAMA 2019, Band 322, Seite: 824-833*

aber nicht nur das Budget der Kliniken erheblich, sondern blieben aufgrund ihres schlechten Tragekomforts beim Personal eher unbeliebt.

Nach einer früheren Laborstudie an Dummies waren die chirurgischen Gesichtsmasken besser als ihr Ruf. Wenn sie lückenlos auf der Haut anschlossen, wurden Viren nach den Ergebnissen einer Testserie bis zu 94,5 % zurückgehalten:

[71] Der Unterschied zur N95-Atemschutzmaske, die damals 99,8 % der Viren zurückhielt, war daher nicht sehr groß. Wenn diese Masken allerdings nur ‚locker' angelegt wurden, hielten sie weniger als 70 % der Viren zurück. Auch die N95-Atemschutzmaske war nicht effektiver, wenn sie nicht sachgerecht angelegt wurde. Von dieser Gebrauchstechnik kann man in der allgemeinen Bevölkerung ausgehen. Wenn die Maske 30 % an diffuser Menge durchlässt, wirkt sie faktisch wie ein Fahrradschlauch mit einem Loch.

Es gibt also berechtigte Zweifel, dass die N95-Atemschutzmasken im klinischen Alltag eine größere Schutzwirkung erzielen als eine einfache chirurgische Gesichtsmaske. Die aktuelle randomisierte Studie, die die CDC an sieben Zentren durchführen ließ, bestätigt diesen Eindruck:

In 380 ambulanten Einrichtungen - darunter Polikliniken, Zahnarztpraxen, Notfallzentren, Hämodialyse-Zentren (*Hämodialyse* ist ein Verfahren zur Blutwäsche, das bei Patienten mit Nierenschwäche eingesetzt wird), Notaufnahmen und Rettungsdiensten - wurde das Personal über vier Jahre während der Grippesaison gebeten, bei Patientenkontakten entweder Einweg-Atemschutzmasken mit N95-Zertifikat oder herkömmliche chirurgische Gesichtsmasken zu tragen.

Die Teilnehmer – 2862 Ärzte, Pflegekräfte und anderes Personal mit Patientenkontakt –, wurden gebeten, sich bei einer Erkrankung zu melden. In diesem Fall wurde ein Abstrich aus Nase und Rachen auf Krankheitserreger untersucht.

Primärer Endpunkt war die Häufigkeit einer bestätigten Infektion mit Influenza A- oder B-Viren.

Wie ein Team um *Lewis Radonovich* , Covid-19 Forschungsmitarbeiter, aus einem Labor der CDC in Pittsburgh berichtet, kam es insgesamt zu 400 bestätigten Grippeinfektionen.

Davon entfielen 207 Infektionen auf das Personal, das zum Tragen von N95-Atemschutzmasken aufgefordert wurde, und 193 auf die Kontrollgruppe, die chirurgische Gesichtsmasken verwenden sollte.

Der Unterschied zwischen den beiden Gruppen war also statistisch irrelevant.

---

[71] *Clinical Infectious Diseases 2012, Band 54, Seite: 1569-77*

Darüber hinaus gab es in den Gruppen mit N95-Atemschutzmasken 2734 Erkrankungen mit grippeähnlichen Symptomen oder von Laboratorien bestätigten Atemwegserkrankungen oder von akuten oder im Labor nachgewiesenen Atemwegsinfektionen (bei denen sich der Arbeitnehmer möglicherweise nicht krank gefühlt hat) verglichen mit 3039 solchen Ereignissen bei Trägern chirurgischer Gesichtsmasken. Auch hier waren die Unterschiede statistisch insignifikant.

In der Gruppe mit N95-Atemschutzmasken hatten 89,4 % der Teilnehmer angegeben, die Masken ‚immer' oder ‚manchmal' zu tragen. In der Gruppe mit chirurgischen Gesichtsmasken waren es 90,2 %. Ein Verzicht auf die unbequeme N95-Atemschutzmaske kommt deshalb nicht als Erklärung für die fehlende Überlegenheit infrage. Für Studienleiter Radonovich gibt es insgesamt keinen Grund, warum dem Personal während der Grippesaison zu den teureren N95-Atemschutzmasken geraten werden sollte. [72]

## 16.10   Und was nutzen Masken gegen Corona

[73] Kai Stoppel Dienstag, 11. August 2020

So allgegenwärtig das Tragen von Mund-Nase-Masken während der Corona-Pandemie geworden ist, so hartnäckig hält sich die Debatte über deren Nutzen. Neue Zweifel sät Schwedens Staatsepidemiologe *Nils Anders Tegnell*. Aber hat er recht damit?

Mittlerweile sind Masken in der Öffentlichkeit allgegenwärtig. Beim Einkaufen, in öffentlichen Verkehrsmitteln. In den Schulen einiger Bundesländer sind Mund-Nase-Schutzmasken Pflicht. Nach anfänglicher Unsicherheit scheint sich bei vielen Entscheidungsträgern auf der ganzen Welt die Überzeugung durchzusetzen, dass Masken dabei helfen können, die Coronavirus-Pandemie einzudämmen. Doch es gibt Ausnahmen: wie etwa Schweden (siehe Kapitel 23 Und Covid-19 in **Schweden**)

Das skandinavische Land ist seit Beginn der Pandemie für seinen Sonderweg bekannt. In Schweden gab es zu keiner Zeit einen staatlich verordneten Lockdown - von einer Maskenpflicht ganz zu schweigen. Und Tegnell äußerte zuletzt auch deutliche und grundsätzliche Zweifel am Sinn von Masken. Womit die Masken-Debatte, die hierzulande immer wieder aufflammt, neue Nahrung erhält.

---

[72] *aerzteblatt.de*

[73] https://www.n-tv.de/wissen/Bringen-Masken-gar-nichts-gegen-Corona-article21966352.html

Es sei sehr gefährlich zu glauben, dass Masken unser Problem lösen könnten, sagte Tegnell in einem Interview mit der Bild-Zeitung. Das Resultat, das man durch die Masken erzeugen konnte, so Tegnell, sei erstaunlich schwach, und das obwohl so viele Menschen sie weltweit trügen.

Er führt Länder wie Spanien und Belgien an, die trotz einer Maskenpflicht zuletzt wieder steigende Infektionszahlen verzeichneten. Gleichzeitig zeigte sich der schwedische Epidemiologe überrascht, dass es aus seiner Sicht nicht mehr und vor allem keine zuverlässigen Studien über die Effekte der Masken gäbe, die diese tatsächlich herbeiführten. Die Zuverlässigkeit der Test und damit verbundener Studien wäre ohnedies eines der brisantesten Probleme.

Bringen Masken also nichts oder nur sehr wenig und aus welchem Grund?

Die Meinung, dass Masken bei der Ausbreitung der Corona-Pandemie helfen können, beruht auf der Annahme, dass das Gewebe der Masken Tröpfchen und Aerosole zurückhält, welche Infizierte beim Husten, Niesen oder Sprechen ausstoßen. Masken würden also weniger die Träger, sondern in erster Linie andere, noch nicht angesteckte Menschen vor einer *Kontamination* durch Dritte schützen. Nicht unbedingt vor einer *Infektion*. Das wäre erst der nächste Schritt.

Im Fall von Covid-19 spielt das angeblich deswegen eine große Rolle, weil man davon auszugehen hat, dass viele Patienten bereits ansteckend sind noch bevor sie erste Symptome bemerken.

Hier werden verschiedene Schritte vermischt:
- die Kontamination
- die Infektion
- die Inkubation
- die Erkrankung

Der Stoff der Maske kann zwar die Kontamination (Verschmutzung) Dritter oder durch Dritte verringern, man kann allerdings nicht oft genug darauf hinweisen, dass normales Gewebe keine Viren zurückhalten wird und diese daher den Stoff unbehindert passieren werden. Der quantitative Virenrückhalt ist also faktisch unbekannt.

Dennoch empfehlen Behörden wie die Weltgesundheitsorganisation (WHO) und das deutsche Robert Koch Institut (RKI) das Tragen von Mund-Nase-Bedeckungen in *bestimmten* Situationen im öffentlichen Raum. Wie solche Institutionen diese Situationen definieren, sagen sie allerdings nicht. Laut RKI könne dies dazu beitragen, die Ausbreitungsgeschwindigkeit von Covid-19 in der Bevölkerung zu reduzieren, wie RKI auf seiner Webseite schreibt. Aber hat diese Empfehlung auch ein wissenschaftliches Fundament? Das RKI verweist in einem offiziellen Bericht unter anderem auf eine Studie, die Anfang April im Fachmagazin *Nature* erschien:

[74] Forscher hatten die Atemluft von Menschen untersucht, welche mit vergleichsweise harmlosen Coronaviren infiziert waren.

Das Ergebnis: In den Fällen, in denen die Probanden eine Maske trugen, konnten laut RKI keinerlei Coronaviren mehr in der Atemluft nachgewiesen werden. Ohne Maske in etwa einem Drittel der Fälle schon. Die Autoren schlossen daraus, dass Masken womöglich auch bei der Eindämmung von Covid-19 helfen konnten, bei dessen Erreger SARS-CoV-2 es sich ja ebenfalls um ein Coronavirus handelt.

Aber es gibt noch weitere Untersuchungen: durch Aufnahmen mit Hochgeschwindigkeitskameras unter Laserbeleuchtung konnten Forscher zeigen, dass ein Mensch ohne Mundbedeckung beim Sprechen zahllose Tröpfchen mit einer Größe von 20 bis 500 Mikrometern in die Umgebung ausstößt; ein feuchter Waschlappen über dem Mund konnte die Verteilung besser verhindern als jede trockene Maske.

Autoren einer Meta-Analyse machten im April 2020, nach der Auswertung verschiedener Studien, die Behauptung, dass Masken in Kombination mit anderen Gesundheitsmaßnahmen die Verbreitung von SARS-CoV-2 bremsen und schließlich stoppen könnten.

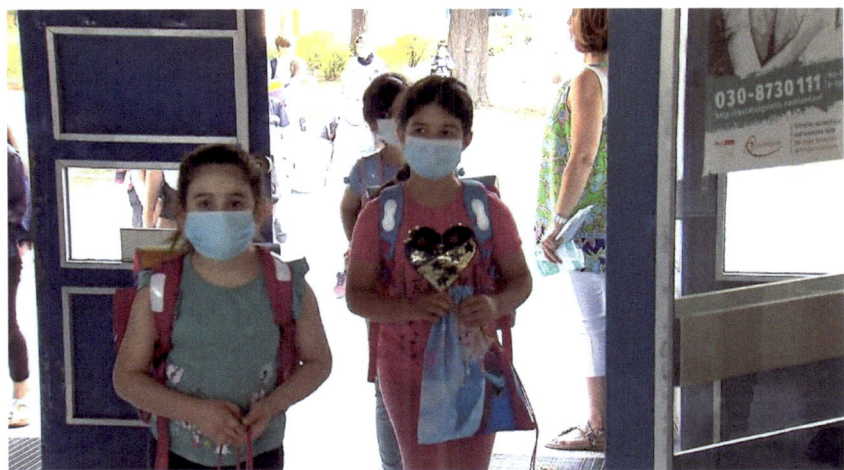

Abbildung 25: Maskierung von Kindern

---

[74] https://www.nature.com/articles/s41591-020-0843-2

Allerdings räumten die Verfasser ein, dass keine der untersuchten Studien die Wirksamkeit von Masken speziell gegen SARS-CoV-2 geprüft hatte.

Doch Tegnell bemängelt nicht nur die Qualität bisheriger Studien. Aus seiner Sicht zeigt auch der Verlauf der Ausbrüche in Spanien und Belgien, dass eine Maskenpflicht wenig bewirkt.

Tatsächlich zogen die Neuinfektionen in Spanien wieder an - trotz nationaler Maskenpflicht. Der Sieben-Tage-Schnitt lag zuletzt bei mehr als 3000 Neuinfektionen pro Tag. Auch Belgien verzeichnet seit einigen Wochen wieder einen Anstieg der Neuinfektionen - auch dort gilt eine Maskenpflicht auf öffentlichen Plätzen mit viel Publikum sowie in Bussen und Bahnen, Museen und Geschäften. Sind das nun Ausnahmen oder sind es tatsächliche Belege dafür, dass Mund-Nase-Bedeckungen keine Wirkung haben?

Es gibt auch andere Studien, die einen Zusammenhang zwischen Maskenpflicht und Fallzahlen herstellen und sehr wohl einen positiven Einfluss ableiten: eine Studie in den USA verglich die Zunahme der Corona-Fälle in 15 Bundesstaaten und Washington D.C. vor und nach der Einführung einer Maskenpflicht. Es zeigte sich, dass die Masken den Anstieg der Neuinfektionen verlangsamt hatten.

Eine weitere Studie untersuchte die Todesfälle aller Länder in Zusammenhang mit SARS-CoV-2: sie stellte fest, dass die Todesraten dort geringer waren, wo das Tragen von Masken kulturell oder politisch begünstigt wurde.

Liegt Schwedens Staatsepidemiologe Tegnell nun also richtig oder falsch mit seiner Einschätzung, dass Masken wenig bringen? Leider ist das derzeit nicht eindeutig feststellbar. Es gibt zahlreiche Hinweise, dass Masken Tröpfchen und Aerosole zurückhalten, aber eine groß angelegte Studie, welche den Einfluss von Masken auf die Corona-Pandemie abschließend klären würde, gibt es bisher nicht. Ihre Durchführung würde ethische Fragen aufwerfen, da dafür wohl Tausende Freiwillige auf das Tragen von Masken verzichten müssten. Nur so ließe sich der Unterschied feststellen.

Solange jedoch ein belastbarer Nachweis für die Wirksamkeit von Masken fehlt bleibt viel Raum für Spekulationen. Masken-Kritiker sind dabei in einer komfortablen Situation, zumal ihre Ansichten so schnell nicht widerlegt werden können.

Masken sind die manifestierte Einsamkeit.[75] Schwab (1997, S.22) beschreibt ‚Einsamkeit als (...) das quälende Bewusstsein [sic] eines inneren Abstands zu den anderen Menschen und die damit einhergehende Sehnsucht nach Verbun-

---

[75] Schwab (1997, S.22)

denheit in befriedigenden, sinngebenden Beziehungen und somit als multidimensionales Konstrukt auf affektiver, kognitiver, aktionaler und physiologischer Ebene.'

Elementare Bedürfnisse werden durch den Zwang des Tragens von Masken extrem verpresst. Der psychische Druck auf die Menschen ist groß und die Reaktion beim Abklingen der Pandemie wird überraschend sein.

# 17 Quarantäne oder freie Wildbahn

[76] [77] Zwischen 1347 und 1353 tobte der schwarze Tod durch Europa: *Yersinia pestis*, der Erreger der Pest, tötete 25 Millionen Menschen – ein Drittel der damaligen Bevölkerung des Kontinents. Ganze Landstriche wurden entvölkert, manche Städte verloren vier Fünftel ihrer Bürger. Todesraten von 30 bis 40 Prozent waren die Folge der Epidemie, doch hatten Städte wie Florenz, Venedig und Marseille Gegenmaßnahmen entwickelt. So wurden Reisende und Waren auf vorgelagerten Inseln eine Zeitlang in Obhut genommen. Die Dauer dieser Internierung variierte. Nicht selten aber waren es 40 Tage.

Der Ausdruck *Quarantäne* leitete sich vom französischen Wort *quarante, 40*, ab.

## 17.1 Wo befinden sich eigentlich all die Viren

Mit dieser Frage öffnen sich die Abgründe der Epidemie und es gibt keine Antwort darauf. So entwickelten sich beängstigend hilflose Maßnahmen einer irritierten Gesellschaft, die versucht hatte die Existenz des Todes in der überbordenden Zeit vor Corona mit allen ihr zur Verfügung stehenden Mitteln zu verdrängen. Dass ihr das bis jetzt nicht im mindesten gelungen ist, zeigt das ganze Spektrum ihres Verhaltens. Doch wo befinden sich eigentlich all die Viren, die unsere Gesellschaft inzwischen völlig aus dem Gleichgewicht gebracht haben und wie gelangte ihre Geisterarmee in unsere Körper?

Wir Menschen wissen es nicht. In Häusern, in der U-Bahn, im Bus, im eigenen Auto und nicht selten sogar in freier Natur tragen Menschen Masken gegen eine unbekannte Armee. Sie meinen, dass Masken Viren abschirmen würden. Aber geht das überhaupt, wo doch Viren tausendmal kleiner sind, als die Maschenweite der Masken. Glaubst du, dass man mit einem Maschendrahtzaun Mücken

---

[76] https://www.tk.de/techniker/gesundheit-und-medizin/behandlungen-und-medizin/infektionen/corona-virus-koerper-2080988
[77] https://www.spektrum.de/news/pest-machte-die-luft-bleifrei/1481871

abwehren kann, frage ich meine Enkelin. Nein, sagt sie, das glaube ich nicht, die gehen doch glatt durch. Da gehen wohl auch die Viren glatt durch die Maske mit ihren weiten Löchern, frage ich sie. Ja, sie meint das wäre wohl so.

Viren schwirren also in unseren Häusern umher. Vielleicht auch in der freien Wildbahn? Was also hilft es, wenn wir unsere Wohnungen oder unsere Klassenräume lüften, fragen die Kinder.

Hilft es mir, wenn ich Viren unterscheiden kann oder wenn ich glaube, Viren unterscheiden zu können, kann ich sie dann leichter erkennen und vielleicht fangen, wenn ich sie kenne und erkenne?

Meinst du, dass rote Masken Grippeviren eher festhalten können. Meine Enkelin zögert. Mein Sohn verneint. Kann ich etwas gegen ein einzelnes Virus unternehmen? Nein, meinen beide.

Aber wogegen kann ich dann eigentlich etwas unternehmen und wie soll das funktionieren?

Brauche ich auch in der freien Natur eine Maske zu meinem Schutz, oder ist das Tragen der Maske nur in geschlossenen Räumen sinnvoll, und vielleicht erst dann, wenn diese gelüftet sind? Kommen aber vielleicht die Viren beim Lüften durch das offene Fenster in den Raum, wo doch viele Leute im Freien Masken tragen um sich im Freien gegen Ansteckung zu schützen, ansonsten sie Strafe zahlen müssen. Wenn ich ein Null-Energie-Haus, das mir eine nachhaltige Energie-Zukunft versprochen hat, nicht lüften kann? Und wenn ich es lüfte, ohne das Fenster zu öffnen, kommen dann die Viren aus dem Keller?

Und wie kann ich eine Infektion bei mir oder bei Angehörigen feststellen? Was nützen Messungen und Tests? Was nützt mir der PCR Test, wenn er angeblich gar kein Virus nachweisen kann, sondern nur seine Bruchstücke?

Vielleicht kann ich feststellen, wer infiziert war? Doch wie soll das gehen, bei diesen Massen an Leuten in der U-Bahn, die nicht unterschreiben müssen, wenn sie den Waggon betreten ... Im Restaurant müssen alle unterschreiben, ihre Adresse angeben und ihre Telefonnummern. Aber funktionieren die Nummern auch ...

Die Verfolgung des Infektionspfades ist sehr schwierig, um nicht zu sagen unmöglich. Wie geht das in der U-Bahn? Im Autobus?

## 17.2 Tröpfcheninfektion

Jeder Mensch scheidet beim Atmen und Sprechen beträchtliche Mengen an Atemluft aus und mit ihr ähnliche Mengen feinster Wassertröpfchen mit allen möglichen Bestandteilen. Wer infiziert ist, beispielsweise mit SARS-CoV-2, kann über diesen Sprühnebel den Erreger an andere weitergeben – ob bemerkt oder unbemerkt ist irrelevant. Beim Niesen oder Husten und das sogar über eine Entfernung von weit über zwei Meter und über alle Raumrichtungen hinweg. Neben den Spalten der Maske vorbei ins Freie. Oben. Unten. Links. Rechts. Wenn die Maske verrutscht, rückt der Träger sie zurecht, mit Fingern, die kurz vorher diverse Gegenstände berührt haben. Haltegriffe in der U-Bahn, Gummi-Holme an den Rolltreppen. Griffe am Autobus. Überall Griffe. Überall Bakterien. Überall Viren.

Ein Abstrich unter dem Mikroskop betrachtet würde vielen das U-Bahn-Fahren bis an ihr Lebensende verleiden und ihre Angst ins Unermessliche steigern.

Zum Glück ist unser Immunsystem ständig am Lernen und Arbeiten. Lernen, wer da permanent bekämpft werden muss, damit er den Zellen, aus denen der Körper besteht nicht schadet.

In einer unnötigen Quarantäne, in der Geborgenheit des Zoos aber wird das lernbegierige Immunsystem vom lebenswichtigen Lernprozess abgekoppelt. In der Quarantäne kann es nicht lernen. Wenn ein Mensch mit einem unerfahrenen dummen Immunsystem in die Freiheit entlassen wird, ist er mit einer gnadenlosen Realität konfrontiert. Der Feind ist sofort da! Das Virus wartet begierig auf solche Träger.

Der Löwe in der Savanne kennt von Geburt an seine Feinde. Er weiß wie er in jeder der unendlich vielen möglichen Situationen reagieren muss. Zumindest wenn er einige Jahre alt ist, wie unser Zellen, aus denen unser Körper besteht.

Ein Löwe, im Zoo, in Quarantäne geboren, überlebte keinen einzigen Tag, wenn ihm seine Freiheit geschenkt würde. Seine Freiheit wäre ein Danaergeschenk. Ein solcher Löwe stünde Tag und Nacht auf dem Speisezettel zahlloser freilaufender hungriger Jäger.

Aber eine Impfung würde schützen, sagen die Immunologen, aber die Impfung würde zunächst nicht besser wirken als der Zaun um den Zoo… Vielleicht hinkt der Vergleich etwas, aber ein bisschen stimmt er schon.

Wie der Löwe verhält sich das Virus: Es wartet auf die Beute, die ahnungslos aus der Quarantäne kommt, es wartet auf die jungfräulichen Zellen, an die es ankoppeln und damit seine Energieversorgung sicherstellen kann.

Menschen vorsorglich in Quarantäne zu stecken, ist daher Unfug, wie man erkennen kann. Epidemiologen sollten davon abraten. Sie brauchen sich andernfalls nicht zu wundern, wenn ständig irgendwo irgendwelche Infektionen auftreten und die Infektionszahlen schwanken. Das sind die berühmten *Wellen*. Das sind die neu infizierten Leute aus dem ‚Zoo'. Frischfleisch für das Virus!

Deshalb zurück zum Vorgang der Ansteckung:

Den damit verbundenen wichtigen, doch bisher unbeachteten Vorgang *Kontamination*, also den Vorgang der primären Verschmutzung, wie er außerhalb einer vermeintlich sicheren Quarantänesituation ununterbrochen stattfindet und uns letztlich immuniisert, nennt man *Tröpfchenkontamination* und die damit verbundene mögliche Ansteckung mit Erregern, die sich in den Tröpfchen befinden, *Tröpfcheninfektion*.

Über die Schleimhäute von Mund, Nase und Augen gelangen die versprühten Viren in benachbarte Körper, und damit nimmt die Verbreitung ihren Lauf. Solche Tröpfcheninfektionen gelten als Hauptübertragungsvorgang, darum gilt neben der Maske auch hinreichender Abstand als wichtige Schutzmaßnahme gegen eine Infektion. Leider gibt es nur wenige Situationen im Alltag, wo ein hinreichend großer Abstand, also größer als 8 bis 10 Metern, eingehalten werden kann. Das ist die Distanz, über die hinweg nur geringere Dosen von Erreger versprüht werden.

Aber auch solche scheinbar Distanzen schützen nicht vor Ansteckung, denn die Auswurfgeschwindigkeit beim Niesen und Husten ist gewaltig und die Reichweite der Tröpfchen größer als wir meinen.

Lassen Sie uns einmal überlegen, wie sich Viren in einem Verteilungsvorgang bewegen, also woher sie kommen, wohin sie gehen und vor allem wo sie letztlich bleiben. Unsere Kernfragen sind, wie man sie abwehrt und welche Rolle Maske und Abstand dabei spielen.

Kann man denn damit rechnen, dass Viren tatsächlich in der Maske bleiben, wo sie doch tausendfach kleiner sind als deren Maschenweite. Oder bleiben sie etwa nicht dort? Aber wohin gehen sie dann, wenn sie nicht in der Maske bleiben? Und was tun sie, wenn sie doch in der Maske bleiben? Wie lange bleiben sie dort und wie lange sind sie dort noch aktiv? Wer der vielen müden Arbeiter in der U-Bahn macht sich schon Gedanken über die Viren.

Nun sind Tröpfcheninfektionen nicht der einzige Weg einer Virenübertragung, denn auch eine Schmierinfektion ist möglich, also die Übertragung des Virus über Gegenstände, die wir berühren. Tag-aus-tagein, ohne es zu bemerken. Türklinken, Handläufe, Handschlaufen in Bahn und Bus oder im direkten Kontakt mit anderen Menschen. Tausende Leute geben sich bei allen möglichen und unmöglichen Gelegenheiten die Hände und nehmen zudem vielerlei Klinken in die Hand.

Deshalb ist es wichtig, sich während eines Tages in ‚freier Wildbahn' nicht mit den Händen ins Gesicht zu fassen und vor allem die Hände in möglichst kurzen Abständen gründlich zu waschen.

Beispielsweise wäre es sinnvoll, in öffentlichen Verkehrsmitteln, die aufgrund der häufig wechselnden hohen Personendichte eine Virenschleuder par excellence darstellen, heftiger als jedes voll besetzte Stadion und erst recht jedes Theater und jedes Museum, Handschuhe als Schutz gegen Schmierinfektionen zu tragen.

Hier stellt sich daher die Frage, weshalb man der Bevölkerung nicht generell das Tragen von Handschuhen im Alltag empfiehlt. Diese Immuno-Profis sind vielleicht gar keine Profis. Vielleicht, sollte meine alte Mutter noch am Leben sein, hätte sie mir das sofort gesagt.

Zusätzliche Informationen finden Sie auf den Seiten des *Bundesamtes für Risikobewertung* und des RKI.[78]

## 17.3 SARS-CoV-2 dockt im Rachen an

Was ist also los in freier Wildbahn.

Anfangs dachte man, SARS-CoV-2 würde ausschließlich und vor allem direkt die Lunge befallen: von ‚Mundraum zu Mundraum' hatte man gesagt. Das war die Vorstellung. Die Bussi-Bussi-Gesellschaft hat sich inzwischen auf diesen Übertragungsweg spezialisiert und jetzt ist sie dabei, sich zu dezimieren oder zumindest den Weg dahin zu gehen. Das war die Meinung der professionellen Kämpfer gegen das Virus. Sie hat sich inzwischen gewandelt.

Die Bussi-Bussi-Gesellschaft BBG ist dabei – so denken die professionellen Kämpfer – sich selbst stark zu dezimieren, denn es ist bekannt, dass sich das Virus zunächst im Rachen vermehrt, weshalb es ansteckender ist als sein Verwandter SARS-CoV, dieser wird sozusagen von Rachen zu Rachen weitergegeben. So denkt die Bussi-Bussi-Gesellschaft mittlerweile, wen es an das Virus denkt. Dies ist eine interessante Erkenntnis, weil damit ein wichtiger Infektionspfad – nämlich der Kuss – mit seiner Häufigkeit und seinen Varianten aufs Korn genommen wird. Das schlechte Gewissen der BBG ist eigentlich der Treiber für alles das, was uns jetzt verfolgt und die Industrie und das Klima ruiniert.

SARS-CoV-2 gehört wie SARS-CoV zur Familie der *Coronaviren*, benannt nach den Zacken des Virus, die an eine Krone erinnern. Mit ihnen, die perfekt an den Zellrezeptor passen wie ein Schlüssel ins Schlüsselloch, tarnt sich das Virus als harmloses Protein und dringt in eine menschliche Zelle ein.

Hier schreibt es mit seinem Genom das zelleigene Bauprogramm um, und verwandelt damit seinen Wirt in kurzer Zeit (vermutlich in wenigen Stunden) in eine Virenfabrik. So übernimmt es sukzessive und konsequent die Kontrolle

---

[78] https://www.rki.de/DE/Content/InfAZ/N/Neuartiges_Coronavirus/Steckbrief.html

über diese Zelle und derart mit jeder Zelle nach und nach die Kontrolle über den gesamten Körper.

Eine Virus-Kopie nach der anderen wird derart hergestellt, bis es in der Zelle so eng wird, dass kein Platz mehr für weitere Viren ist. Die Zelle zerfällt, die Viren schwärmen aus und infizieren weitere Zellen in der Umgebung.

## 17.4 Infektionssymptome

Ab dem ersten Kontakt mit einem Virus ist das Immunsystem aktiv: Fresszellen werden losgeschickt, um den unerwünschten Eindringling zu vernichten. Solche Reaktionen unseres Immunsystems bekommen wir als Husten, Halsschmerzen und Fieber zu spüren.

Auch die BBG kennt das. Meistens nach dem Feiern oder einem Discobesuch. Aber das ist ja schon alles verboten.

Die Fresszellen schaffen es allerdings meistens nicht, das Virus sofort zu eliminieren. Die Viren breiten sich daher zunächst weiter aus und wandern schließlich in die unteren Atemwege. Währenddessen läuft das Immunsystem auf Hochtouren. T-Zellen werden aktiviert. Diese und weitere Immunzellen schütten dutzende Enzyme aus. Durch manche Enzyme reagiert der Körper mit steigendem Fieber. Durch andere Enzyme werden neben den Viren allerdings auch Zellen der Lunge zerstört. Es kommt vielleicht sogar zu einer Lungenentzündung. Die befallenen Areale schwellen an. Flüssigkeit sammelt sich im Lungengewebe. Schleim bildet sich und kann nicht mehr abfließen. Der Sauerstoff wird knapp. Die Patienten leiden unter Luftnot und atmen folglich immer schneller. In besonders schweren Fällen droht ein akutes Lungenversagen. Patienten mit so schweren Symptomen sind daher oft auf eine künstliche Beatmung angewiesen. In dieser kritischen Phase ist nicht allein das Immunsystem entscheidend für den weiteren Verlauf. Für das Überleben. Jetzt müssen Intensivbetten her.

Das Herz-Kreislaufsystem wird jetzt enorm belastet ist. Je fitter die Patienten sind, umso größer sind ihre Heilungschancen. Für die BBG etwas völlig Neues, so scheint es.

## 17.5 Krankheitsverläufe und Sterblichkeit

Erwiesenermaßen sind ältere Menschen und Menschen mit Vorerkrankungen gefährdeter für einen schweren oder gar tödlichen Krankheitsverlauf, doch auch Junge und Gesunde können schwer erkranken und sogar sterben. Man sollte daher sein Immunsystem ständig trainieren.

Wissenschaftler versuchen den Grund herauszufinden. Eine aktuelle Hypothese besagt, dass die Infektion in manchen Fällen nicht wie üblich im Rachen beginnt, sondern in der Lunge und möglicherweise dann, wenn eine hohe Virendosis eingeatmet wurde.

## 17.6  Antikörper schon nach einer Woche

Wie Forscher herausgefunden haben, bildet der Körper in der Regel schon etwa eine Woche nach der Infektion mit hoher Zuverlässigkeit Antikörper gegen das Virus. Nach weitläufiger Expertenmeinung sind die Menschen nach einer überstandenen Infektion immunisiert und können sich nicht ein zweites Mal anstecken. Das könnte sich aber als Irrtum herausstellen. Man muss die Gründe herausfinden.

# 18  Covid-19 und der Schutz vor Ansteckung

Kernfrage: Kann ich mich selbst schützen? Was kann, soll oder muss ich tun? Wie muss beziehungsweise wie kann ich mein Verhalten einstellen?[79]

## 18.1  Hygiene

Bis zum Auftreten von Covid-19 hatte sich die Bussi-Bussi-Gesellschaft BBG gnadenlos etabliert. Frauen küssten Männer, Männer küssten Frauen, Frauen Frauen und sogar Männer Männer. Bei jeder erdenklichen oder eigentlich gar keiner Gelegenheit. Einfach so. Bei jeder Begegnung. Küssen war chic. Jeder musste es tun und keiner konnte sich dieser Gewohnheit entziehen, ohne Gefahr zu laufen als Perverser zu gelten. Das waren die Regeln der BBG.

   Mittlerweile rät das Robert Koch Institut RKI zum Schutz vor einer Ansteckung besonders in Regionen mit Erkrankungsfällen durch das neuartige Coronavirus zu guter Händehygiene, Husten- und Nies-Etikette sowie Abstandhalten zu Erkrankten. Das wusste die BBG bisher noch nicht.
Diese Schritte seien aber auch wegen der alljährlichen Grippewelle überall und jederzeit angeraten.

---

[79] lungenaerzte-im-netz.de
https://www.lungenaerzte-im-netz.de/krankheiten/covid-19/schutz-vor-ansteckung/

Da hatte sich also offenbar allerlei geändert. Inzwischen empfiehlt der Verband Deutscher Betriebs- und Werksärzte e.V. (VDBW) – Covid-19-getrieben – einfache Verhaltensregeln, um das Infektionsrisiko zu minimieren. Für den Umgang vor Ort empfiehlt der VDBW grundsätzlich dieselben Verhaltensregeln, die auch bei einer gewöhnlichen Influenza gelten.

Vielleicht sollte man die BBG zu einem Psychiater schicken. Die ganze Gesellschaft. Nur wie soll das funktionieren. Nicht, weil es so viele sind, sondern weil sie es nicht einsehen werden. Sie werden eine Behandlung ablehnen.

Das Wichtigste ist die Hygiene: „Das Coronavirus erfordert mehr Hygienebewusstsein in der Bevölkerung – sowohl im öffentlichen als auch im persönlichen Raum", betont Dr. Wolfgang Panter, Präsident des VDBW. Man sollte daher oft die Hände waschen und Desinfektionsmittel für den Fall einer Berührung mit infektiösem Material o. ä. bei sich haben. Geschäftspartner könne man durchaus treffen, auf das Händeschütteln aber sollte man verzichten.

Man sollte sich mehr um die BBG kümmern. Sie ist so hilflos.

In Risikogebieten gilt es große Menschenansammlungen grundsätzlich zu vermeiden, gemeint sei damit auch die Fahrt mit der U-Bahn oder dem Bus, wo Menschen dicht beieinanderstehen. Abgesehen von der Ansteckungsgefahr, wenn jemand hustet oder niest, kann es auch beim reinen Ausatmen zur Übertragung des Erregers durch Tröpfcheninfektion kommen.

Zu den wichtigen Verhaltensmaßregeln gelten gute Handhygiene, also regelmäßiges Waschen mit Seife, ein bis zwei Meter Sicherheitsabstand von kranken Menschen, sowie Husten und Niesen in die Armbeuge oder in ein sauberes Einwegtaschentuch.

Das sollte die BBG begreifen können.

Atemmasken seien für gesunde Menschen nicht nötig, meint Prof. Oliver Witzke, Direktor der Klinik für Infektiologie der Universitätsmedizin Essen, und auch das ständige Desinfizieren der Hände sei überflüssig.

Wie aber steht es um den Mundschutz, der mittlerweile überall getragen wird.

## 18.2 Mundschutz, Maske

Nach Angaben des RKI gibt es keine hinreichenden Belege dafür, dass eine gesunde Person durch das Tragen eines Mund-Nasen-Schutzes das Risiko einer Ansteckung verringert.

Nach Angaben der WHO könne das Tragen einer Maske in Situationen, in denen dies nicht empfohlen ist, auch ein falsches Sicherheitsgefühl erzeugen, und das könne dazu führen, dass zentrale Hygienemaßnamen, zum Beispiel gute Händehygiene vernachlässigt werden. Dennoch versuchen viele Menschen sich gegen Krankheiten, die vor allem durch Tröpfchen übertragen werden - zum Beispiel bei lautem Sprechen, Rufen oder Husten innerhalb von zwei Metern Abstand -  durch Tragen einer Atemschutzmaske zu schützen. Atemschutzmasken sollen die Mitmenschen vor Ansteckung durch einen Infizierten schützen, indem dieser eine Maske trägt. Insbesondere sogenannte *Chirurgische Gesichtsmasken* sollen dafür sorgen, dass aus dem Atemtrakt von Chirurgen keine infektiösen Tröpfchen in das Operationsgebiet gelangen.

Insofern mache es Sinn, so meint man, beispielsweise als Grippekranker eine Maske zum Schutz anderer Menschen zu tragen.

Aber stimmt das wirklich?

Wenn es darum geht zu vermeiden, dass ein infizierter Patient andere Menschen ansteckt, darf dessen Atemschutzmaske keine Ventile enthalten, betont Prof. Köhler.

Das ist eine neue Variante, meint die BBG. Sie ist jetzt völlig verunsichert. Auch sollte der Träger darauf achten, dass der Mundschutz korrekt sitzt, damit Erreger nicht seitlich eindringen können. Und je nachdem, wie viel man spricht und wie feucht der Mundschutz wird, sollte man ihn mindestens zwei bis dreimal täglich wechseln. Wenn ein Mitmensch hustet oder niest, kann dessen Atemschutzmaske zwar einen Großteil der Tröpfchen abfangen. Hundertprozentigen Schutz bietet sie aber nicht. Eine Schmierinfektion kann sie unter Umständen verhindern, indem sie das Anfassen von Mund oder Nase mit der Hand verhindert.

Allerdings wird damit das Berühren der Augen nicht verhindert. Um die Infektionsketten zu durchbrechen, sollte am besten jeder beim Sprechen einen Mundschutz tragen – das könne auch ein selbstgenähter Mundschutz sein - Schnittmuster sind im Internet verfügbar. Laut Augenarzt Christian Gittner und Lungenarzt Dr. Andreas Kroll aus Einbeck sei es wichtig, die Viruslast zu minimieren, zumal viele Menschen nicht wissen, dass sie infiziert sind, da sie keine Beschwerden haben. Professionelle Atemschutzmasken sollten dem medizinischen Personal vorbehalten bleiben, da diese Menschen auch in engem Kontakt mit Infizierten arbeiten müssen, denn es sei sehr wichtig, Versorgungsengpässe während der Corona Pandemie zu vermeiden und daher dem Markt diese Masken nicht zu entziehen.

Selbst durch Verwendung eines selbstgenähten Mundschutzes - und hier reiche es schon, diesen beim Sprechen vor den Mund hochzuziehen - könne jeder sein Gegenüber weniger gefährden, als wenn er dies ohne Mundschutz tue. Dies sei nach Ansicht von Dr. Gittner und Dr. Kroll eine sinnvolle Ergänzung zu den gängigen Hygiene-Maßnahmen. Ein Tragen des Mundschutzes zu Hause oder beim Spazierengehen hingegen sei nicht nötig. Auch nicht das Schlafen mit Maske.

# 19  Was ist eine Pandemie

Unter einer *Pandemie* versteht man eine sich weit verbreitende und dabei ganze Länder oder Kontinente erfassende Krankheit.

Vermischen sich die Erbinformationen von zwei verschiedenen Influenza-Viren in einem Zwischenwirt, zum Beispiel *Schwein*, tritt ein neuer Virus-Typ mit noch unbekannten Eigenschaften auf. Dieser sogenannte *Subtyp* kann sich schnell ausbreiten, da die Menschen gegen solche Erreger weder über natürliche noch infolge einer Schutzimpfung aufgebaute Antikörper verfügen. Der jährliche Grippe-Impfschutz erfasst zwar neue Varianten des Influenza-Virus, das heißt leichte Veränderungen in der Oberflächenstruktur, aber keine komplett neuartigen Subtypen.

Bricht eine Pandemie aus, muss möglichst schnell ein Impfstoff gegen den neuen Subtyp entwickelt beziehungsweise ein antiviral wirksames Medikament flächendeckend eingesetzt werden.

## 19.1  Epidemie versus Pandemie

Tritt eine Erkrankung örtlich und zeitlich stark gehäuft auf, spricht man von einer *Epidemie*. Trifft beispielsweise eine neue Variante des wandelbaren Influenza-Virus auf eine Bevölkerungsgruppe, die noch keine Abwehr gegen diesen Erreger aufgebaut hat, kann sich diese Virus-Variante schnell verbreiten.

Die Ausbreitung stoppt erst, wenn der Erreger Menschen befällt, die zum Beispiel aufgrund einer Infektion, Erkrankung und Heilung dieser Viruskrankheit oder einer geeigneten Schutzimpfung Antikörper gegen sie gebildet haben.

Das amerikanische *Center for Disease Control* spricht von einer Grippe-Epidemie, wenn die Todesrate durch Influenza und Lungenentzündung, die sogenannte *Übersterblichkeit*, um mehr als 7,5 % höher liegt als in einem durchschnittlichen Winter.

Eine *Epidemie* bleibt im Gegensatz zur *Pandemie* auf eine Region begrenzt.

## 19.2 Schutzmaskenanwendung in der Pandemie

2002/2003 unterstellten einige Studien sogenannten *Filterpartikelmasken* (*FFP3-Masken*) einen schützenden Effekt. Das waren keine normalen Masken wie man sie in Asien auf der Straße sieht, oder bei uns im OP, sondern *Feinpartikelmasken*, die für den Alltag kaum praktikabel sind, weil man damit nicht lange herumlaufen kann.

‚Natürlich schützt eine FFP3-Maske besser, als einfache Masken; aber auch solche Mundschutzmodelle können Viren abfangen, vorausgesetzt, sie schließen dicht', ergänzt Prof. Dieter Köhler, ehemaliger Ärztlicher Direktor der Lungenklinik Kloster Grafschaft in Schmallenberg.

Auch die Ausatemluft kann Viren enthalten. Wie Influenzaviren sind vermutlich auch Coronaviren in der Ausatemluft eines Infizierten nachweisbar. Viren wie zum Beispiel *Influenza* (mit einer Größe von 120 nm) und *Corona* (mit max. 160 nm) fliegen nicht vereinzelt in der Luft herum, sondern sind in der Luft immer in größere Tröpfchen eingeschlossen, bewegen sich also in Form eines *Aerosols*.

1000 nm (Nanometer) = 1 µm (Mikrometer); 1 Milliarde Nanometer = 1 Meter
Ein *Aerosol* ist eine höchst feine Verteilung schwebender fester oder flüssiger Stoffe in Gasen, besonders in der Luft (zum Beispiel Rauch, Nebel)

Beim Atmen stößt jeder Mensch kleinste Tröpfchen von einer Größe von 1 µm aus. In einem Atemzug können 1.000 - 50.000 Tröpfchen enthalten sein. Husten-Tröpfchen sind um ein Zehnfaches größer (über 10 µm). Somit bleiben über 90 % der Aerosole auch in herkömmlichen Filtern hängen, die eine Maschengröße von 2 µm haben. Deutlich Kleinere Tröpfchen oder freie Viren (wenn es solche gibt) werden in der Regel Standardfilter passieren.

Auf Bildern aus den vom Coronavirus betroffenen Regionen Chinas tragen die Menschen häufig Mundschutz oder Atemschutzmasken, die die meisten Menschen hierzulande bisher vorrangig vom Zahnarzt oder aus dem Operationssaal kennen. In China werden Masken sehr häufig getragen, vor allem wegen der Luftverschmutzung (Bernd Salzberger, Robert Koch Institut). In Asien ist es in gewisser Weise ein Akt der Höflichkeit, als Kranker einen Mundschutz aufzusetzen, um weniger Erreger zu verbreiten.

Auch hierzulande berichten viele Apotheken von verstärkter Nachfrage nach Masken wegen des neuartigen Virus, berichtet eine Sprecherin der Bundesvereinigung Deutscher Apothekerverbände (ABDA).

## 19.3 Impfschutz

Im Kampf gegen Covid-19 will die Weltgesundheitsorganisation (WHO) die Suche nach einem Impfstoff und wirksamen Medikamenten beschleunigen. Es gebe vier mögliche Kandidaten für einen Impfstoff, von denen sich hoffentlich mindestens zwei als erfolgreich herausstellen werden, berichtet die Chefwissenschaftlerin der WHO *Soumya Swaminathan*. Zu den drängendsten Aufgaben gehöre auch die Entwicklung einfacher Tests zum Nachweis von Infektionen.

Nach Angaben von Swaminathan könnten schon in drei bis vier Monaten (Aussage Stand: Februar 2020) erste Impfstoff-Tests an Menschen beginnen. Ein zertifizierter Impfstoff für weitreichenden Einsatz stehe aber wahrscheinlich erst in 18 Monaten zur Verfügung. Mehrere bereits existierende Medikamente würden zur Zeit daraufhin geprüft, ob sie Covid-19-Kranken helfen können. Die WHO werde so schnell wie möglich Richtlinien dafür ausarbeiten.

## 19.4 Amtliche Schutzvorkehrungen

Nach Angaben des RKI Berlin empfiehlt man hierzulande derzeit eine Strategie der Eindämmung.

Es wird versucht, Infizierte möglichst im Anfangsstadium der Infektion ausfindig zu machen, auch möglichst alle ihre Kontaktpersonen aufzufinden (*tracing*) und diese dann vorsichtshalber 14 Tage in Quarantäne zu verbringen. Selbst wenn nicht alle Erkrankten und ihre Kontakte rechtzeitig oder überhaupt gefunden würden, sollen diese Schritte eine für entscheidend gehaltene zeitliche Verzögerung der Ausbreitung des Erregers in der Bevölkerung bewirken.

Es stellt sich die Frage, wie wirksam diese Maßnahme (*Strategie*) sein wird, denn irgendwann wird jeder der bisher ‚Gesicherten‘ entweder in der Immunisierten oder in der Nicht-Immunisierten Gruppe der Gesellschaft landen und derart zwangsläufig mit aktuell oder ehemals infizierten Personen zusammentreffen. Zumal die ‚Gesicherten‘ niemals infiziert waren und daher auch nicht immunisiert sein können, weil sie dem Infektionsgeschehen entzogen waren, werden einige von ihnen krank werden. Manche werden sterben.

Diese Tatsache wird von den Medien in die Gesellschaft getragen werden und dort zu Angst-Wellen führen. Diese Wellen werden von der Presse, der Politik und der Pharmaindustrie als *Infektions-Wellen* bezeichnet, geführt und vermarktet werden. Sie werden in einer Impf-Kaskade münden, an der die Pharma-Industrie pekuniär interessiert ist.

Schweden hat das Auftreten der *Herden-Immunisierung*, wie sie im Tierreich abläuft, als wesentlichen Immunisierungsfaktor in den Vordergrund gestellt. Gemäß dieser Erkenntnis können Maßnahmen, wie eine undifferenzierte Quarantäne, unterbleiben und daher werden verzögerte Ausbrüche im Rahmen dieser Pandemie in Schweden nicht mehr auftreten. Die Anzahl der Verstorbenen ist in summa etwa dieselbe wie bei den laufenden kleinen Wellen und den vergangenen Grippewellen.

Es hat sich bereits herausgestellt, dass eine Überlastung der Krankenhäuser mit der vermuteten Nachfolge der Hauptinfektion nicht eintritt. Vielmehr müssen die Krankenhäuser aufgrund der Corona-Angst normaler Patienten, objektiv dringende Operationen zeitlich verschieben. Aus diesem Grund sind manche Krankenhäuser nicht mehr ausgelastet. Sie suchen Patienten und holen sogar welche aus dem Ausland.

Amtliche Schutzvorkehrungen nahmen bislang vor allem Flüge aus China in den Blick. So sollen die Piloten vor dem Landen in Deutschland künftig den Tower über den Gesundheitszustand der Passagiere an Bord informieren. Reisende aus China sollen in Formulare eintragen, wie sie in den nächsten 30 Tagen zu erreichen sind. Die Anwesenheit von Passagieren sollen durch die Airlines über diesen Zeitraum hinweg abrufbar sein, um bei Infektionsfällen die Kontaktpersonen ausfindig machen zu können - also wer während des Fluges oder der Flüge in welcher Zeit neben wem gesessen hat. Allein durch Fiebermessungen an Flughäfen gelinge ein Stopp der Ausbreitung nicht, meint der deutsche Bundesgesundheitsminister der diese neuen Maßnahmen mit den Ländern besprochen hat.

Demnach sollen Kliniken künftig auch schon Verdachtsfälle zentral ans RKI melden und nicht nur wie bisher bestätigte Fälle. Im bundeseigenen RKI gibt es eine Koordinierungsstelle, die sich auch mit den Ländern abstimmt. Austausch gibt es unter anderem auch mit den anderen EU-Ländern und der Weltgesundheitsorganisation (WHO).

Es sind aber auch weitere amtliche Schutzvorkehrungen grundsätzlich möglich. Ob sie auch nötig sind, beurteilt das örtliche Gesundheitsamt nach den konkreten Umständen des Einzelfalles, wie das Ministerium erläutert.

Das Infektionsschutzgesetz etwa legt fest, dass Länderbehörden Veranstaltungen und andere größere Menschenansammlungen beschränken oder verbieten können. Badeanstalten und Gemeinschaftseinrichtungen wie Schulen, Kitas, Heime und Ferienlager können ganz oder teilweise geschlossen werden. Behörden können Quarantäne für Menschen anordnen, die krank, krankheitsverdächtig oder ansteckungsverdächtig sind. Ein Verdacht allein reicht also schon aus, bestimmte Berufstätigkeiten zu untersagen. Stand 06.2020). Es wird jedoch noch weit härter uns schlimmer kommen.

Die zuständige Behörde kann prinzipiell auch Personen verpflichten, den Ort, an dem sie sich befinden, nicht zu verlassen oder bestimmte Orte nicht zu betreten, bis die notwendigen Schutzmaßnahmen durchgeführt worden sind. Insofern können damit grundsätzlich auch Grundrechte der Freiheit der Person, der Versammlungsfreiheit und der Unverletzlichkeit der Wohnung eingeschränkt werden.

Noch darf eine Heil- oder Schutzbehandlung, wie die Zwangsimpfung, nicht angeordnet werden, heißt es im Gesetz. Es fragt sich allerdings, wie lange dies halten wird.

Im Ernstfall regelt das bundesweit gültige Infektionsschutzgesetz (IfSG) das Wesentliche. Ein Sprecher des bayerischen Gesundheitsministeriums fasst zusammen:

,Wenn es erforderlich ist, können auch wichtige Grundrechte wie Freiheit der Person, Versammlungsfreiheit oder Unverletzlichkeit der Wohnung sowie das Recht auf körperliche Unversehrtheit eingeschränkt werden'. Behörden dürfen laut dem Bayreuther Staatsrechtler Stephan Rixen Blutentnahmen und Abstriche von Haut und Schleimhäuten verlangen. Auch ,Krankheitsverdächtigen' und ,Ansteckungsverdächtigen' - wie das Gesetz es ausdrückt - könne ein Berufsverbot auferlegt werden. Zum Schutz anderer könnten Menschen auch in einem geeigneten Krankenhaus oder in sonst geeigneter Weise abgesondert werden, heißt es im Gesetz. Die Grenzen werden nach und nach weiter hinausgeschoben werden. Doch wird sich herausstellen, dass alle diese Maßnahmen wirkungslos sind. Das wird aber noch einige Zeit dauern, und in dieser Zeit wird eine Vielzahl von Betrieben aufgeben müssen. Ob sich die KMU, die kleinen und mittelständischen Unternehmen in einer konzertierten Aktion zur Wehr setzen, kann bezweifelt werden, denn nur jene die das Lied dessen singen, des' Brot sie essen, werden unterstützt werden. Den anderen wird das Singen vergangen sein.

## 19.5   Verdachtsfälle

Wenn es einen Verdachtsfall gibt, sind zunächst bestimmte Kriterien zu checken: Zeigt jemand Merkmale einer Atemwegserkrankung wie Husten oder einer Lungenentzündung? War er in den vergangenen 14 Tagen in einem Risikogebiet? Hatte er in den vergangenen 14 Tagen Kontakt mit einem Erkrankten? Wenn ja, wird der Patient ärztlich untersucht, wobei Hygienemaßnahmen wie ein dauernder Schutz über Mund und Nase dazugehören. Auch im

Freien, beim Sport, auf der Straße, natürlich in Kaufhäusern und Restaurants. Hintergrund für die Wahl eines Zeitraums von 14 Tagen ist, dass die Inkubationszeit definiert ist als der Zeitraum zwischen dem Kontakt mit dem Krankheitserreger bis zum Auftreten der ersten Krankheitsanzeichen. Diese Spanne zwischen der Infektion und dem Beginn von Symptomen wird mit 2 bis 14 Tagen geschätzt und ‚sicherheitshalber‘ auf die Maximalzeit festgelegt. Vielleicht wird man sie später etwas kürzen, um die Bevölkerung ruhig zu stellen. Hysterische Ausbrüche werden ohnedies politisch begründet bleiben.

Wer Kontakt zu Infizierten hatte, wird sich unabhängig vom Auftreten von Symptomen bei seinem Gesundheitsamt zu melden haben. Wenn er in einem Restaurant falsche Angaben zu seinen Personaldaten macht, wird er mit hoher Strafe zu rechnen haben. Der Restaurantbesitzer ohnedies. Noch bevor er Pleite ist.

Ähnliches gilt für Reisende aus Risikogebieten, in denen sogenannte Fälle aufgetreten sind, also Ergebnisse des untauglichen PCR Tests. Risikogebiete werden mit einer Spielzeugampel eingefangen. Verschreckte wenden sich an das Amt oder den Hausarzt, wo sie sofort fixiert werden, denn er kann bei Verdacht auf SARS-CoV-2 eine Laboruntersuchung veranlassen, und das Ergebnis kann überraschende Folgen haben. Allerdings sollten Betroffene vor dem Gang in die Praxis unbedingt dort anrufen – ähnlich wie bei einem Verdacht auf Grippe, denn auch da ist die Gefahr groß, andere Patienten im Wartezimmer anzustecken.

Dann können in der Praxis Vorkehrungen gegen weitere Ansteckungen und Hygienemaßnahmen notwendig werden. Bei einer Missachtung behördlicher Bestimmungen mögen sie wie viele andere das Merkmale der Willkür tragen, trägt der Betroffene die Kosten. Alles mögliche kann jedenfalls nun der Corona-Pandemie angelastet werden. Ein praktische Lösung für alle politischen Versager, die Schuld auf die anderen zu schieben.

Wie sagt Professor Drosten (10.2020): ‚... da sind doch einfach viele Irrlichter unterwegs in der Öffentlichkeit, in der öffentlichen Information. Und die Informiertheit der Bevölkerung ist aber das Entscheidende in dieser Situation. Die Kooperation, das Verständnis jedes einzelnen oder jeder einzelnen, dieses Treffen von den richtigen Entscheidungen im Alltag, weil man es verstanden hat, das ist das was uns retten wird vor einer schwierigen Situation.‘ [80]

So sagt Professor Drosten.

---

[80] https://www.youtube.com/watch?v=tA4g-4WtXQU&feature=emb_title

Haben Sie das verstanden oder irrlichtern Sie bereits! Die Schuld liegt bei Ihnen, weil Sie alles Klare in dieser Virenschlacht schlecht verstehen. Ja, wir sind bereits in der Bifurkation, an der Weiche weitsichtiger Schuldzuschreibungen. Nicht Drostens untauglicher PCR-Test trägt irgendeine Form von Schuld, nein, derjenige der Hoffnung in den ungeprüften Vakzinen zu erkennen glaubt, die er jetzt auch sein seinen Kindern wird geben müssen.

Bei der Untersuchung wird also weiterhin idealerweise je eine Probe aus den unteren und oberen Atemwegen genommen. Das Virus ist angeblich im Hustenauswurf nachweisbar. Das ist zwar falsch, weil nur die Bruchstücke des Virus und seiner zellularen Helferchen zutage treten, aber das spielt keine Rolle, irgendwie ist in allen diesen Lösungen, wie in den zahllosen Buchstaben einer von einem Erdbeben zerstörten Bibliothek der Hamlet versteckt. Man darf nur nicht irrlichtern, sonst erkennt man ihn nicht. Glaubt einfach daran. Der Führer haut euch raus!

Die Auswertung eines Abstrichs für den Test dauert knapp fünf Stunden plus die Zeit für den Kuriertransport ins Labor.

Wer den begründeten Verdacht hat mit SARS-CoV-2 infiziert zu sein, sollte unnötige Kontakte meiden und zu Hause bleiben – wie bei einer Grippe.

Wichtig sei für alle Menschen eine gute Handhygiene, also das regelmäßige Waschen mit Seife, ein bis zwei Meter Sicherheitsabstand von kranken Menschen, sowie Husten und Niesen in die Armbeuge und noch besser in ein sauberes Einwegtaschentuch. Jetzt nur nicht irrlichtern.

Atemmasken seien für gesunde Menschen nicht nötig, meint Prof. Oliver Witzke, Direktor der Klinik für Infektiologie der Universitätsmedizin Essen, und auch das ständige Desinfizieren der Hände sei überflüssig. Hat er dem Drosten zugehört oder ist auch er schon ein Irrlichtender.

## 19.6 Häusliche und allgemeine Quarantäne

Bei einer Ansteckung mit dem neuartigen Coronavirus – so neuartig ist er inzwischen ja schon gar nicht –ist meist kein Klinik-Aufenthalt nötig, denn die Infizierten erkranken wie bei einer Erkältung entweder gar nicht oder nur leicht. Das ist allerdings genau genommen das wirklich Gefährliche: man ist krank und weiß es gar nicht. Man steckt die anderen an, die sind dann auch krank und wissen es auch nicht. So geht das endlos weiter, bis alle immun sind und es gar nicht wissen. Dann können sie ja nicht einmal jemanden mehr immunisieren. Die Krankheit hat sich verselbständigt.

Wenn man Ihnen rät, Sie sollten bei Symptomen nach telefonischer Vereinbarung einen Termin mit ihrem Hausarzt vereinbaren, wie sollte das funktionieren? Was sagen Sie ihm? Der hält Sie doch für verrückt.

Zudem ist das SARS-CoV-2-Virus nach den bisherigen Erfahrungen hoch ansteckend. Um Infektionsketten verlässlich zu unterbrechen, empfiehlt das Robert Koch Institut nachweislich Infizierten für 14 Tage eine Unterbringung in *häuslicher Quarantäne*. Dies entsprach bislang der maximalen Dauer der bisher bekannten Inkubationszeit. Wobei diese von niemandem gemessen werden konnte.

Sie sollten, um nicht zu irrlichtern, folgende Regeln einhalten:

- Einzelunterbringung in einem gut belüftbaren Zimmer, also in keinem Nullenergiehaus
- Begrenzung der Kontakte zu anderen Menschen, insbesondere zu Risikogruppen. Dazu zählen vor allem Menschen mit einem geschwächten Immunsystem, chronisch Kranke, Ältere und Schwangere; also nicht die Oma
- Mitbewohner und Familienangehörige sollen sich hauptsächlich in anderen Räumen aufhalten oder einen Mindestabstand von mindestens ein bis zwei Metern einhalten; keine Liftbenutzung, kein Autobus, kein Taxi
- die Nutzung gemeinsamer Räume (oder ist damit vielleicht gemeint die gemeinsame Nutzung von Räumen; die gleichzeitige Nutzung vielleicht?) sollte auf ein Minimum beschränkt werden und möglichst zeitlich getrennt erfolgen (Toilette!)
- Diese Räume, vor allem Küche und Bad, müssen regelmäßig gereinigt und gut gelüftet werden
- regelmäßiges gründliches Händewaschen vor und nach der Zubereitung von Speisen vor dem Essen, nach dem Toilettengang (‚Vor dem Essen, nach dem Essen, Händewaschen nicht vergessen' hat mir meine Mutter eingetrichtert als ich 3 Jahre alt war; lang, lang ist's her)
- zum Trocknen am besten Einweg-Papiertücher verwenden
- bei Husten oder Niesen auf jeden Fall Mund und Nase mit Einweg-Taschentüchern oder gebeugtem Ellbogen abdecken - und bei Gesellschaft in eine andere Richtung niesen. Als?
- Kontakt zu Arzt und Gesundheitsamt bereithalten, um bei Symptomen rasch handeln zu können; die Notfallnummer hat die gleiche Wartezeit wie der Servicedienst meines Autohauses.

In dieser Zeit kann man sich mit dem körpereigenen Abwehrsystem beschäftigen, dem *Immunsystem*, das aus aus *drei Funktionskreisen* besteht:

(1) dem *Knochenmark* als Bildungsort der Immunzellen
(2) verschiedenen zentralen *Immunorganen* wie Thymus (Prägung von T-Lymphozyten) und Darm-nahe Lymphorgane (für die Prägung von B-Lymphozyten)
(3) sekundäre Lymphorgane wie Milz, Lymphknoten und Mandeln (Tonsillen)

Man unterscheidet die sogenannte *Humorale Abwehr* über die Körperflüssigkeiten mit darin enthaltenen Antikörpern und Faktoren aus dem sogenannten *Komplementsystem*) und die *Zellvermittelte Abwehr* (mit B- und T-Zellen, Makrophagen, Antigen-präsentierenden Zellen, Granulozyten u. a.)

## 19.7 Organisierte Abwehr

Die Behörden sind daran interessiert, Krankheitsfälle möglichst früh zu erkennen, Kranke zu isolieren und Hygienemaßnahmen zu treffen, um eine Weiterverbreitung zu verhindern.

Erkrankt ein Mensch am Coronavirus, muss er isoliert werden. Dabei gibt es unterschiedliche Stufen. Betroffene Patienten könnten grundsätzlich in jedem Krankenhaus isoliert werden. Dazu brauche es allerdings hinreichend viele Einzelzimmer, sagt man. Manche Kliniken haben spezielle Isolierzimmer, die über eine Schleuse betreten werden, was aber nicht unbedingt erforderlich ist. Wichtig seien hingegen Basishygienemaßnahmen, wie Handdesinfektion, sowie Mundschutz und Schutzkleidung für das Personal, falls enger Kontakt mit dem Patienten besteht.

Menschen, die engen Kontakt zu Betroffenen hatten, sind zu informieren und durch das zuständige Gesundheitsamt zu beobachten. Notfallnummer.
Sie würden dann zunächst namentlich registriert. Gefragt würde dann nach Symptomen und es würden gegebenenfalls auch Labortests gemacht, erklärt der Berliner Virologe Christian Drosten auch hier.

Das RKI empfiehlt eine Isolierung im Krankenhaus, solange nicht klar ist, ob eine als Verdachtsfall eingestufte Person das Virus in sich trägt. Bei einem positiven Testergebnis würde die Isolierung bestehen bleiben.

Das Gesundheitsministerium meint, dass solche Maßnahmen 2002/2003 bei der damals ebenfalls von Asien ausgegangenen Lungenkrankheit *SARS* funktioniert hätten, da eine Weiterverbreitung des SARS-Erregers dadurch hätte verhindert werden können.

# 20 Neurologin kritisiert Maske und Abstand

Die Neurologin Margareta Griesz-Brisson warnt vor schweren Folgen, die durch die Maskenpflicht bei den Bürgern, vor allem bei Kindern und Jugendlichen entstehen würden. In einem YouTube-Video benennt die Ärztin auch die Gründe, warum das ihrer Ansicht nach so ist. [81]

Sie sagt unmissverständlich, die aktuellen Corona-Maßnahmen der Deutschen Bundesregierung seien brutal, menschenverachtend und grausam und hätten sich als Katastrophe entpuppt. Die gebürtige Rumänin ist während der sozialistischen Diktatur unter Nicolae Ceaușescu aufgewachsen und warnt ausdrücklich vor der aktuellen Vorgehensweise in Zeiten des Coronavirus.

Griesz-Brisson meint ausdrücklich, ‚die Menschen sollten – nun da der Winter ins Haus stünde – keine Panik haben, denn für eine Infektion brauche es immer Zwei: einen Erreger und einen Wirt.

Wenn der Wirt stark wäre, könne er dem Erreger auf Augenhöhe begegnen.‘

Die Abstände würden die psychische Gesundheit jedes einzelnen gefährden, aber sie liege immer noch größtenteils in seinen eigenen Händen.

Durch gute Nahrung und frisches Wasser, Beweglichkeit, Geselligkeit, Freude, Freunde, Liebe und viel frische Luft könnten wir unser Immunsystem stärken. Doch genau das wäre es, was die Regierung den Bürgern nun verbiete und sie empfehle geradezu das Gegenteil davon:

Nämlich Abstand halten und Mund und Nase bedecken. Diese Maßnahmen seien in der Geschichte der Menschheit beispiellos, so die Ärztin. Denn ein Mensch könne wochenlang ohne Nahrung und tagelang ohne Wasser überleben, aber nur wenige Minuten ohne Sauerstoff, und das Tragen der Maske würde zu Sauerstoffmangel führen, das erzwungene Einatmen verbrauchter Atemluft zu einer Kohlendioxid Überflutung. Dies könne das menschliche Gehirn dauerhaft schädigen, Leistungsfähigkeit und Effizienz einer Person würden abnehmen. Durch diese Maßnahme könnte es in der gesamten Bevölkerung zu einer Steigerung der Demenzfälle kommen.

---

[81] https://www.epochtimes.de/politik/deutschland/neurologin-margareta-griesz-brisson-kritisiert-maskenpflicht-kindern-und-jugendlichen-den-sauerstoff-zu-rauben-ist-kriminell-a3344105.html?utm_source=Meistgelesen&utm_medium=InternalLink&utm_campaign=ETD

‚Ich trage keine Maske, denn ich brauche mein Gehirn zum Denken.'

Für junge Menschen hätte die Maskenpflicht auch schlimme Folgen.

Die Ärztin sagt: ‚Für Kinder und Jugendliche sind Masken ein absolutes No No'. Denn das Immunsystem brauche den Sauerstoff. Auch das Gehirn brauche den Sauerstoff. ‚Kinder und Jugendliche haben naturgemäß ein sehr aktives und adaptives Immunsystem und brauchen die ständige Auseinandersetzung mit dem Mikrobiom der Erde. Ihr Gehirn ist aktiv, denn es soviel zu lernen. Das Gehirn eines Kindes und eines Jugendlichen dürstet nach Sauerstoff.'

Sauerstoffmangel jedoch hemme die Entwicklung des Gehirns und würde die Kinder nicht nur am Lernen hindern. Auch andere Organe wären negativ von solchem Mangel betroffen, und zudem könne der dadurch entstandene Schaden nicht mehr rückgängig gemacht werden. Sie sagt: ‚Einem Kind oder Jugendlichen den Sauerstoff zu rauben, oder diesen einzuschränken ist nicht nur gesundheitsgefährdend, sondern kriminell'.

Zudem würde eine Maske nicht vor Viren schützen können. Viren hätten eine Größe von 0,08 Mikrometern, während die Poren herkömmlicher Masken einen Freiraum von 80 bis 500 Mikrometer ließen.

‚Ich trage keine Maske, ich brauche mein Gehirn zum Denken, ich will meinen Patienten mit klarem Kopf und mit klarem Verstand entgegentreten und nicht im Zustand einer Kohlendioxid Narkose', so die Ärztin.

Für einen Maskenzwang müssen gravierende Gründe vorliegen, die es aber aktuell nicht gibt.

Die Neurologin sagt in dem Video: „Vielleicht erinnern Sie sich noch, dass vor einigen Monaten ein Schwarzer in Amerika von einem Polizisten auf offener Straße umgebracht wurde. Der Mann sagte damals: ‚I can't breathe', ‚Ich kann nicht atmen', und der Polizist hatte noch fester zugedrückt."

Heute würde die Bevölkerung Deutschlands sagen ‚Wir können nicht atmen', und im Gegensatz dazu sagt die Bundeskanzlerin ‚150 Euro Strafe.' und trägt selbst demonstrativ ihre Maske. Als Neurologin muss ich ausdrücklich sagen, dass jeder Mensch, der dies wünscht, ein Recht hat auf medizinische Befreiung von der Maske. Es gibt kein unbegründetes, falsches oder ein Gefälligkeitsattest. Sauerstoffmangel schadet jedem Gehirn. Es muss die freie Entscheidung jedes Menschen sein, ob er den Sauerstoffmangel seines Gehirns in Kauf nehmen will, um sich mit einer wirkungslosen Maske vor Viren zu schützen.'

Neurologin Griesz-Brisson übt auch scharfe Kritik an der angekündigte Corona-Impfung:

‚Frau Bundeskanzlerin. Was wissen Sie von Viren und Impfungen? Ich habe als Ärztin oft mit Eltern zu tun, deren Kinder durch Impfungen behindert sind. Eine Physikerin – wie Sie es sind – kann nicht über die Gesundheit eines ganzen Volkes entscheiden, dafür gibt es Ärzte. Für Deutschland ist es endlich an der Zeit aufzuwachen. Für die Ärztekammer, die Gesundheitsämter und die Krankenkassen. Es wäre ihre Pflicht gewesen diesem Wahnsinn von Anfang an mit aller Entschlossenheit entgegenzutreten.'

Doch genau das Gegenteil sei der Fall.

## 21  Das S I R Epidemiemodell

Wenn Sie sich mit den nachfolgenden Gleichungen nicht befassen wollen, können Sie das Kapitel überspringen. Mit Kapitel 23 Und Covid-19 in Schweden?befinden Sie sich dann nahezu am Ende des Buches.

Wenn Sie aber weiterlesen, auch wenn Sie dabei nicht alles im Detail verstehen, werden Sie viel Interessantes erfahren. Sie sollten sich bemühen, den Zusammenhang zu verstehen, weil Sie viel über die Eigenschaften einer Epidemie (Pandemie) erfahren.

### 21.1  S I R - Susceptible Infectious Recovered

[82] [83] Als *SIR-Modell* (**S**usceptible Infectious **R**ecovered Model) bezeichnet man in der mathematischen Epidemiologie, einem Teilgebiet der Theoretischen Biologie, einen klassischen Ansatz zur Beschreibung der Ausbreitung ansteckender Krankheiten mit Immunitätsbildung. Benannt ist der Modellname nach der Gruppeneinteilung der Population in *Suszeptible* (S), *Infizierte* (I) und *aus dem Infektionsgeschehen entfernte Personen, Recovered People* (R).

Die mathematische Modellierung ist ein wichtiges Werkzeug für das Verständnis des epidemischen Geschehens und damit für den Vergleich und die Planung von Interventionen.

Die Erweiterung des SIR-Modells unter Einbezug der Exponierten, also Personen, die zwar infiziert aber noch nicht ansteckend sind, wird mit dem SEIR-Modell etwas detaillierter als im SIR-Modell beschrieben. Auf dieses Modell wird

---

[82] https://flexikon.doccheck.com/de/SIR-Modell
[83] https://de.wikipedia.org/wiki/SIR-Modell

im Buch allerdings nicht näher eingegangen, da die Wirkung dieses Modelldetails als nicht relevant eingeschätzt wird.

SIR ist ein deterministisches Modell, das aus 3 verkoppelten einfachen Differentialgleichungen besteht. Ihre Variablen sind kontinuierlich und erfassen alle Bewohner eines Landes oder gar eines Kontinents.

Es gibt auch andere, insbesondere stochastische Modelle (siehe *Gillespie-Algorithmus*), die ebenfalls mit SIR bezeichnet werden, jedoch mit dem deterministischen SIR-Modell, von dem wir hier sprechen, nur die erwähnte Gruppeneinteilung gemeinsam haben.

Es stammt von *William Ogilvy Kermack* und *Anderson Gray McKendrick* (1927) und wird gelegentlich nach beiden benannt (*Kermack-McKendrick-Modell*).

Die Autoren konnten trotz der Einfachheit ihres Modells damit die Daten einer Pestepidemie in Bombay 1905/06 genau modellieren. Man fragt sich, weshalb das Modell trotz seines enormen Potentials, in dieser aktuellen Pandemie nirgendwo erwähnt wird.

## 21.2  Modellbasis

Eine einfache Darstellung findet man in [84].

Wie schon erwähnt, teilt SIR die gesamte Population einer Gesellschaft in 3 Gruppen:

**Gruppe S**  *susceptible individuals*: (noch) nicht infizierte, empfindliche, also infizierbare Personen

**Gruppe I**  *infectious individuals*;  Infizierte (= Infektiöse)

**Gruppe R**  *recovered individuals*: Vertreter dieser Gruppe sind verstorben oder immun und können daher nicht mehr infiziert werden; man vermeidet hier den naheliegenden Begriff *Immun*, um mit dem Anfangsbuchstaben I eine Verwechslung mit der zweiten Gruppe, *Infizierte*, zu vermeiden.

In diesem Modell werden einige Vereinfachungen angewendet:
Beispielsweise wird innerhalb der Gruppe I keine Differenzierung zwischen *Infizierten* und *Infektiösen* vorgenommen. Tatsächlich werden im Labortest Infizierte festgestellt, was aber nicht bedeutet, dass diese auch infektiös sind.

---

[84] https://www.youtube.com/watch?v=Qrp4ock3WpI&feature=youtu.be

Der *Reproduktionszahl* $R_0$ wird eine wichtige Rolle in der Beurteilung des Infektionsgeschehens zugemessen. Wird aber bei der Definition dieser Zahl kein Unterschied zwischen *infiziert* und *infektiös* gemacht, so ist die Zahl schlichtweg falsch definiert und daher irreführend. *Infiziert* bedeutet eben nicht zwingend *infektiös*. Es ist immer wichtig auf diesen Unterschied hinzuweisen.

Für jede SIR-Modellierung gilt definitionsgemäß (vereinfachend):

1.  Jedes Individuum kann nur einmal infiziert werden; danach ist es entweder immun oder tot
2.  Infizierte sind sofort ansteckend; Gesunde erkranken mit der zeitlich linearen Rate β (Erkrankungsgeschwindigkeit); dieser Parameter kann im Modell eingestellt werden
3.  Infizierte genesen mit der zeitlich linearen Rate γ (Genesungsgeschwindigkeit); dieser Parameter kann im Modell eingestellt werden
4.  Alle Gruppen interagieren im Alltag mit derselben Wahrscheinlichkeit. [85]

## 21.3 Was leistet ein theoretisches Modell

[86] Mit einem guten Modell kann man das Verhalten einer Realsituation wirklichkeitsnah beschreiben. Ein sinnvolles und transparentes theoretisches Modell kann vieles verständlich machen. Das bedeutet nun nicht zwingend, dass man nach der Anwendung eines Modells alles weiß, was man bisher nicht wusste, es bedeutet aber, dass alle wichtigen theoretischen Größen mit den gemessenen gut in Übereinstimmung zu bringen sind. Voraussagen können so gut sein, dass man sich ein überraschend präzises Bild über die reale Situation machen kann, auch wenn die berechnete Situation nicht exakt mit der von uns als *Wirklichkeit* wahrgenommenen Situation übereinstimmt.

Komplexe Situationen in Epidemien stellen wie jene des Wetter- und Klimageschehens ähnlich komplexe Anforderungen an ihre theoretische Nachbildung. In beiden Phänomenen sind die meisten Zusammenhänge sehr kompliziert und weitgehend unbekannt.

Der Verlauf von Epidemien ist dabei leichter zu beschreiben, als jener des Wetters oder des Klimas. So können schon relativ einfache Modelle, wie das SIR-Modell *(Susceptible Infected Recovered Model*, von dem wir hier berichten) wesentliche Eigenschaften der Verläufe von Epidemien quantitativ gut erfassen.

---

[85] https://www.fh-bielefeld.de/medienportal/video/08B1-SIR-Modell-fuer-Infektionsausbreitung-Differentialgleichungen/87aa52650e8646f6a02fc639b5bd3065
[86] http://www.mathe.tu-freiberg.de/~wegert/Lehre/Seminar3/moehler.pdf

Verläufe in der ferneren Zukunft kann aber auch dieses Modell nicht beschreiben.

Das SIR-Modell stellt in der mathematischen Epidemiologie, einem Teilgebiet der Theoretischen Biologie, einen klassischen Ansatz zur Beschreibung der Ausbreitung von ansteckenden Krankheiten dar.

Benannt ist *SIR* nach der Gruppeneinteilung der Population in

- Suszeptible Personen (S)
- Infizierte Personen (I)
- Aus dem Infektionsgeschehen entfernte Personen (R); diese **immunisierten Personen** R (*Recovered*) hat man bewusst nicht mit I erfasst, um Verwechslungen mit den **Infizierten** Personen (Gruppe 2) zu vermeiden; das ist zu beachten und daran sollte man sich gewöhnen

Wir haben diesen Sachverhalt hier nochmals erwähnt, weil er wichtig ist.

SIR ist ein deterministisches, aus gekoppelten gewöhnlichen Differentialgleichungen bestehendes Modell. Seine Variablen sind kontinuierlich und umfassen beliebig große Gesamtheiten, deren zeitliches Verhalten es nachbildet.

Eine Erweiterung des SIR Modells (das *SEIR Modell*) kann exponierte Personen einbeziehen, also jene, die zwar infiziert aber noch nicht ansteckend sind Diese Erweiterung brauchen wir nicht unbedingt zur prinzipiellen Erklärung der Beschreibung der Modellierung und deshalb verzichten wir hier darauf. [87] Möglicherweise wird das SIR Modell in einem nächsten Buch nochmals in erweiterter Form aufgegriffen.

Auch stochastische Modelle, welche dieselbe Gruppeneinteilung wie das SIR Modell haben, werden mit *SIR* bezeichnet. Auch diese Modelle werden hier nicht behandelt.

Das **SIR Modell** wird nun Schritt für Schritt erläutert.

---

[87] https://de.wikipedia.org/wiki/SEIR-Modell

## 21.4 Definitionen und Kenngrößen

[88] [89] Im SIR spielen folgende Größen ihre Rollen:

Die **Grundgesamtheit $S_0$** der Bevölkerung. Zu Beginn einer Epidemie sind es alle Personen in einem Bevölkerungscluster. Diese Personen sind nicht immunisiert, nicht geimpft und noch nicht infiziert.

Die **Basisreproduktionszahl** $R_0=(r/a)*S_0$ ist der Quotient aus der Infektionsrate **r** und der Genesungsrate **a**.

Die **Infektionsrate r** ist die Zahl der Infizierten in einer Population (zum Beispiel Deutschland) pro Zeiteinheit in einem definierten Zeitabschnitt. Nur gemeinsam mit der Genesungsrate bildet sie ein Maß für die Dynamik einer Krankheit
https://www.dwds.de/wb/Infektionsrate

Die **Genesungsrate a** ist die Zahl der Genesenden in einer Population (zum Beispiel Deutschland) pro Zeiteinheit in einem definierten Zeitabschnitt.

NB: Die **Basisreproduktionszahl** $R_0$ ist eine Zahl und keine Rate. Gelegentlich wird sie als Rate bezeichnet. Das ist falsch und daher irreführend.

Die Definition der *Basisreproduktionszahl* ist zudem problematisch, weil gerade die Infektionsrate nur indirekte Auskunft über die Entwicklung der Infektionen gibt: Infizierte werden über Infektiöse ‚erzeugt' und nicht über Infizierte.
   Ihre Berechnung ist auch deswegen nur annähernd möglich, weil die Bestimmung der *Genesungsrate*, also des Nenners dieser Zahl, einer genauen Nachverfolgung bedürfte und eine solche aus verschiedenen Gründen nicht möglich ist. Die in einem wohldefinierten Zeitabschnitt Genesenden können nicht in der gleichen evident verständlichen Weise dokumentiert werden, wie die Infizierten. Warum auch das schwierig ist: siehe Kap 9 Tests. Die Dunkelziffern der Genesenen, also der Zahl der in einem Zeitabschnitt Genesenden und erst recht jener der Gesamt-Immunisierten innerhalb eines wohldefinierten Zeitabschnittes, sind daher sehr groß.
   Entsprechend groß ist der Fehler des Quotienten, $R_0=(r/a)*S_0$. (r Infektionsrate, a Genesungsrate, $S_0$ Gesamtpopulation). Auch er ist mit den Fehlern von r

---

[88] http://www.num.uni-sb.de/rjasanow/dokuwiki/lib/exe/fetch.php?media=lehre:seminar:13_dynamik_von_infektioesen_krankheiten_-_epidemiemodelle_und_aids_-_teil_1.pdf
[89] https://www.mpg.de/14803743/corona-mathematik-basisreproduktionszahl

und a behaftet und wegen der unpräzisen Erfassung dieser Komponenten zeitlich schwankend. $R_0$ ist daher nicht mehr als eine unglücklich definierte Orientierungshilfe.

Weit klarer ist die Definition des Multiplikationsfaktors: siehe Abbildung 3: Entwicklung des relativen Infektionsniveaus : der Quotient der Infektionsrate aufeinanderfolgender Tage; er relativiert den Anstieg der Infektionsrate. Dieser Anstieg (siehe Abbildung 1: Summe gemessener Infektionen, ) ist die Ursache medizinisch und wirtschaftlich verheerender Missverständnisse, insbesondere die falsche Reaktion abgeleitet aus diesem Anstieg.

Ein *Epidemieausbruch* ist klar gekennzeichnet durch k $\gg$ 1. Deutlich unklarer wird er das durch eine große Basisreproduktionszahl $R_0=(r/a)*S_0$. keineswegs aber durch einen großen Anstieg der Infektionsrate. Das zeigt sich jetzt, wo sich das System der Infizierten Deutschlands zur Herdenimmunität aufschwingt (27.11.2020). Eine Situation, die man aus Unkenntnis über den Stabilitätsmechanismus des Infektionsgeschehens gelegentlich als irrelevant bezeichnet hat. Wenn wenige Personen in einer definierten zeitlichen Periode genesen, wenn also a klein ist, ist die *mittlere Dauer* 1/a *der infektiösen Periode* groß. Bei langer Dauer der infektiösen Periode ist auch die Basisreproduktionszahl $R_0$ groß. Die *Relative Genesungsrate = Genesung pro Infektion* = a/r [90]

## 21.5   Die Personengruppen in einer Epidemie

Wir werden nun die Differentialgleichungen ableiten, die die Zusammenhänge der Anzahl von Individuen in jeder der drei Gruppen und den zeitlichen Verlauf der jeweiligen Anzahl mehrmals unterschiedlich beschreiben:

- Gesunde Personen (Anzahl S) werden von Infizierten (I) angesteckt
- Infizierte (Anzahl I) werden also Gesunde anstecken und später selbst gesund und immun (Recovered) werden (Anzahl R) oder sterben

Mit *Zeitlicher Verlauf* ist der Verlauf ohne äußeren Einfluss gemeint. Er ergibt sich ausschließlich aus den 3 Differentialgleichungen und ihren inneren (internen) und äußeren (externen) Randbedingungen.

---

[90] http://www.num.uni-sb.de/rjasanow/dokuwiki/lib/exe/fetch.php?media=lehre:seminar:13_dynamik_von_inf ektioesen_krankheiten_-_epidemiemodelle_und_aids_-_teil_1.pdf

## 21.6 Modellannahmen

- Jedes Individuum der im Modell betrachteten (gesamten) Population $S_0$ befindet sich zu jedem Zeitpunkt t in einem der Zustände S(t), I(t) oder R(t)
- Das Aufeinandertreffen der Individuen (S, I bzw. R) ist zufällig und zu jedem Zeitpunkt t gleich wahrscheinlich
- Das Modell beschreibt mit welcher Rate (Rate = Anzahl / Zeit) der Übergang von einer Gruppe zur nächsten stattfindet
  Z. B.: S $\rightarrow$ I $\rightarrow$ R (aus S wird I; aus I wird R)
- Die Übergangsrate von S zu I ist proportional zu den Anzahlen R und I
- Die Übergangsrate von I zu R ist proportional zur Anzahl I
- Die Inkubationszeit wird als unbedeutend kurz angenommen (maximal 10 Tage)
- Infektiosität setzt direkt nach Infizierung ein; diese Annahme ist nicht ganz korrekt, spielt aber für die Modellergebnisse keine quantitative Rolle

Das Modell betrachtet zwei unterschiedliche, scheinbar triviale *Abläufe* (Übergänge) zwischen den 3 Gruppen. Zwei Teilprozesse bestimmen also das Infektionsgeschehen. Sie beschreiben wie Infektion und Gesundung in einer Epidemie interagieren:

- gesunde Menschen werden krank
- kranke Menschen werden gesund und immun

## 21.7 Interaktionen im SIR-Modell

Wir leiten nun die Differentialgleichungen des Standardmodells SIR der Immunologie für die zeitliche Entwicklung einer Epidemie ab. Differentialgleichungen beschreiben die Veränderung von Bilanzen in und zwischen verschiedenen Gruppen, die unterschiedliche Eigenschaften haben. Hier sind es wieder die drei Gruppen, in welche die Population $R_0$ der beteiligten Menschen geteilt wird:

1. **Gesunde S**
2. **Infizierte I**
3. **Recovered** ((Gesundete = Immunisierte) + Tote) **R**

Beschreibung ihrer Eigenschaften:

| S Susceptibles | I Infectious | R Recovered |
|---|---|---|
| **S** waren und sind nicht krank; sie können aber erkranken; wenn sie infiziert werden, werden sie zu = *Infectious* | **I** sind infiziert und definitionsgemäß sofort infektiös; können also andere anstecken; als Kranke können sie wieder gesund werden (= *Recovered*) | **R** sind wieder gesundet; *recovered*; weil sie krank waren sind sie nun **immun** oder **tot**; sind damit endgültig aus dem Prozess entfernt und können nicht mehr erkranken |

## 21.8 Vereinfachende Annahmen im Modell

Folgende *Vereinfachungen* können ohne wesentliche Verfälschungen des Ablaufs angenommen werden; denken Sie jetzt bitte nicht, dass das falsch sei, weil es der Wirklichkeit widerspräche; das ist nicht der Fall:

- niemand stirbt
- niemand wird geboren
- niemand wandert ein
- niemand wandert aus
- niemand ist geimpft
- niemand wird geimpft (wird in dieser Variante angenommen)

Auch die folgenden Annahmen des Modells verändern die Ergebnisse nicht wesentlich:

- Es gibt keine externen Eingriffe in den Prozess (zum Beispiel Masken, Abstand, Quarantäne)
- Wo es keine oder nur wenige Infektiöse (I) gibt und die Virendichte daher klein ist, zum Beispiel in der freien Natur (z. B. bei Schifahren, Laufen, Schwimmen, Reiten, Wandern, Klettern etc.) kann sich niemand anstecken (infizieren); das ist für das Verständnis der Ergebnisse extrem wichtig, auch für die Umsetzung der Ergebnisse in der Realität. Wird dieses Ergeb-

nis nicht berücksichtig und werden externe Randbedingungen nicht berücksichtigt, so kann der Wirtschaft eines Landes extremer Schaden zugefügt werden; Tegnell (Schweden) hat das erkannt und umgesetzt; andere Länder in Europa hingegen leiden an ihrer Fehlentscheidung

- Infizierte (I) können unter geeigneten Bedingungen (sofern sie infektiös sind!) Susceptibles (S) (Nicht-Infizierte) infizieren: insbesondere in geschlossenen Räumen wo dicht getanzt und gesungen wird (Kirchen!)
- je mehr Personen bereits infiziert und damit infektiös sind (I), desto mehr Personen (S) können und werden sich an ihnen anstecken, wenn sie gemeinsam am gleichen Ort sind
- Infizierte (I) werden nach geraumer Zeit zu Recovered Persons (R)
- Dargestellt wird die bei jedem Datum bestehende Anzahl der einzelnen Kategorien: *Susceptible* (nicht krank, nicht immunisiert) | *Infizierte* | *Immunisierte (Recovered)*

Neugeborene und Verstorbene wurden in die Berechnung nicht aufgenommen; ihre Anzahl und deren zeitliche Änderung beeinflussen das Epidemiegeschehen nur unwesentlich.

Obwohl SIR ein eher grobes Modell ist, kann man damit also den Eintritt der Herdenimmunität voraussagen.

## 21.9  Ziel und Zweck des Epidemiemodells

Das Epidemiemodell gibt die Anzahl der Susceptibles S, die Anzahl der Infectious I und die Anzahl der Recovered R quantitativ aus. Ebenso die zeitliche Entwicklung von S, I und R: das sind die Größen, mit denen wir in der Praxis in einer Epidemie leben, die uns erkranken und gesunden, aber auch sterben lassen können.

Wirkungen also vor denen wir uns fürchten, die wir stabilisieren (S), bekämpfen (I) und fördern (R), gegen und für die wir Maßnahmen erfinden, zum Beispiel Schutzmasken aller Art, gegen die wir meinen Abstände definieren zu müssen, wofür wir Ärzte und Berater konsultieren und gegen die wir uns impfen lassen und Medikamente einnehmen.

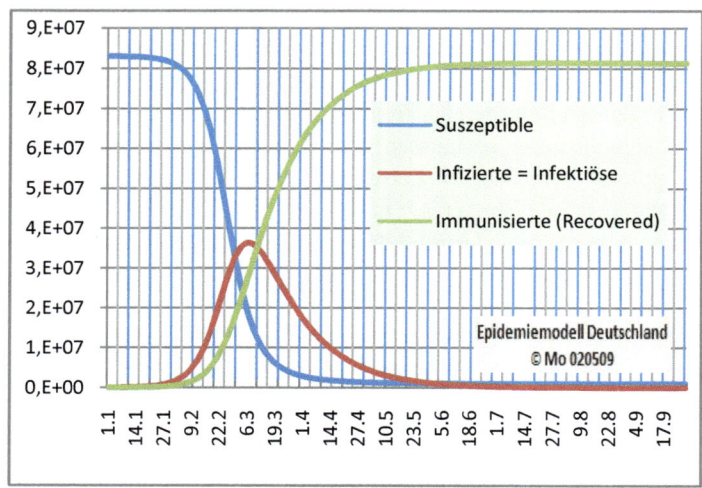

Die Infektionsrate ist dann maximal, wenn die Anzahl der Suszeptiblen von gleicher Größenordnung ist wie die Anzahl der bereits Immunisierten. Siehe das **Maximum**.

Abbildung 26: SIR Epidemiemodell Deutschland

Diese Größen verändern unser Leben in entscheidender Weise, wie sich dies in voller Bandbreite dargestellt hat. Spätestens dann, wenn wir unseren Kindern bei ihrem allerersten Schulbesuch (09.2020) Masken umhängen müssen und wir nicht begründen können, weshalb, dann hat die Maskierung der Angst ihre Berechtigung verloren. Spätestens dann sollten wir versuchen, die Zusammenhänge ernsthaft zu erforschen, um festzustellen, was sinnvoll und angemessen ist. Denn nur wenn wir sie kennen, können wir angemessen reagieren, nicht aber in einem schändlichen Blindflug, wie wir ihn bis in die letzten Monate des Jahres 2020 hinein veranstaltet haben.

Wir haben uns daher intensiv mit SIR beschäftigt.

## 21.10 Was die SIR Gleichungen beschreiben

Mittels der Differentialrechnung beschreiben und berechnen wir nun in drei Differentialgleichungen

- die aktuellen Werte S, I und R (Suszeptible, Infektiöse, Recovered)
- ihre zeitlichen Veränderungen dS/dt, dI/dt und dR/dt
- ihre wechselseitigen Zusammenhänge

## 21.11  Gleichung für dS/dt

Zuerst beschäftigen wir uns mit jener Differentialgleichung, die die zeitliche Veränderung **dS/dt** der Anzahl S der Susceptibles (das sind wir!) beschreibt. Die S (also wir!) sind die Passiven in diesem Spiel und wir warten während unseres ganzen Lebens – von unserer Geburt an bis zu unserem Tod – auf irgendeine Infektion. Das ist die zentrale Tragik unseres Lebens. Wir können uns diesem Geschehen nicht entziehen.

Noch tragischer mutet es bei Corona an, wo wir das erste Mal in einer Epidemie (oder Pandemie, was dem Modell gleichgültig ist) zwar vieles genau messen, aber nichts dagegen unternehmen können. Und noch schlimmer ist es, dass wir das immer noch nicht begriffen haben. Das kann bei einer der folgenden Epidemien, die wir erwarten müssen, in einer Katastrophe enden, in einer Umschichtung der gesamten sozialen Struktur der Erde. Die Art und Weise kennen wir allerdings noch nicht.

Das Groteske daran ist, dass es für uns nur einen Weg gibt in den ersehnten Verbund der S zu gelangen, nämlich unsere Geburt, doch sobald wir dort angelangt sind, müssen wir fortwährend gegen unseren Tod kämpfen. Eine Zeit lang werden wir das auch mehr oder weniger erfolgreich tun.

Die Anzahl der Geburten hat bei konstanter Bevölkerungsanzahl in Deutschland die gleiche Größenordnung wie die Sterbezahl: ca. 1 % der gesamten Population pro Jahr. Deshalb können wir die Simulation etwas vereinfachen, nämlich indem wir beide Begebenheiten zusammenfassen, denn die Summe wird unsere Lebenszeit hindurch bis auf kleine Schwankungen in etwa gleich Null sein. Wir können also so tun, als verändere sich die Populationszahl Deutschlands während der Epidemie nicht.

Das ist quantitativ gerechtfertigt, auch wenn es oberflächlich gesehen einen schlampigen Eindruck macht.

Wir können den Sachverhalt in einer einfachen Bilanzgleichung schreiben:

S + I + R = const = 83 ,1 Millionen Personen in Deutschland.

Es gibt drei Wege, wieder aus dem Verbund der S zu verschwinden:

a.  zu **sterben**: diesen Fall vernachlässigen wir bei SIR, denn die Anzahl ist vernachlässigbar gering, obgleich: ca. 1 % der Bevölkerung sterben pro Jahr in Deutschland, das ist immerhin knapp eine Million; übrigens ca. ¼ sterben an Krebs und nicht an Corona, auch wenn die Zahlen scheinbar dramatisch ansteigen; die wenigsten, die als infiziert erkannt wurden, werden an Corona sterben, und die allerwenigsten werden überhaupt als infiziert erkannt; und nur wenige der Infizierten sind überhaupt infektiös, können nur wenn sie das sind, andere anstecken.

b. **infiziert** zu werden: durch eine Infektion werden S zu Infizierten I und etwas später zu Infektiösen, die andere anstecken können; dieser Term ist proportional zur Anzahl S der Infizierbaren, also der passiven Spieler, und zur Anzahl I der Infektiösen (davor Infizierten), der aktiven Spieler. Um den Proportionalitätsfaktor B, den dritten Faktor in der nachfolgenden Gleichung [a], werden wir uns später noch kümmern.

c. **geimpft** zu werden: den Einfluss der Impfung betrachten wir bei unserer Betrachtung nicht; sagen Sie jetzt nicht, dass das der wichtigste Faktor der Beherrschung einer Epidemie (oder Pandemie) wäre: das stimmt nicht. Eine Impfung ist zwar ein kleiner stabilisierender Faktor, der wichtigste aber ist die Herdenimmunität. Sie wird mit Hilfe einer Impfung tatsächlich schneller erreicht und wird im Zusammenhang später erwähnt.

Die Gleichung [a] zur Bestimmung der Änderung dS/dt der Anzahl der Suszeptiblen S lautet daher:

**Gleichung [a]  dS/dt = - B.S.I**

Die Dimension von B ergibt sich zwingend aus der Dimension [1/t] der linken Seite der Gleichung. Die linke Seite gibt die Änderung der Anzahl S pro Zeiteinheit an. Eine [Anzahl, hier 1] ist dimensionslos und t steht im Nenner, also ist die Dimension der linken Seite [1/t].

Nun gilt bei einer Gleichung stets die Forderung nach gleicher Dimension links und rechts des Gleichheitszeichens. Bei Dimensions-Ungleichheit der linken und rechten Seite wäre die Aussage der Gleichung (jeder Gleichung) unsinnig. Auch wenn die absoluten Werte links und rechts zufällig identisch wären!

Solcherart schreckliche Dimensionsverletzungen treten häufig bei der Gleichsetzung von Leistung und Arbeit in Energiedebatten gesprächsweise auf. Kilowatt und Kilowattstunden werden munter miteinander vermischt, ohne dass es jemanden stört. Als ob man beispielsweise beim Hausbau Quadratmeter und Kubikmeter miteinander vergleichen würde. (10 Kubikmeter können niemals gleich 10 Quadratmetern sein. Auch nicht [Kilometer] gleich [Kilometer pro Stunde]).

Der durch die Wahl einer geeigneten Dimension von B dimensionsangepasste Term B.S.I wird uns gleich in Gleichung [b] begegnen.

Die Größenordnung der Proportionalitätskonstante B werden wir später abschätzen. Sie wird bei der Berechnung der Daten für die Herdenimmunität eine wesentliche Rolle spielen.

Die Werte für S, I und R werden sich, wenn wir alle drei Differentialgleichungen aufgestellt haben, aus deren Lösung ergeben. Aber zuerst müssen wir auch noch die Gleichungen [b] und [c] aufstellen.

## 21.12  Gleichung für dI/dt

Diese Differentialgleichung wird also die zeitliche Veränderung dI/dt der Anzahl der Infizierten bestimmen.

Infizierte I entstehen aus Suszeptiblen S, in dem sich diese bei schon bestehenden Infizierten I anstecken. Die erste Infektion entstand irgendwo, vielleicht in China. Es spielt jedoch grundsätzlich keine Rolle, woher die Infizierten kommen, ob aus Wuhan oder aus Kuchl im Salzburger Land. Es muss nur eine genügend große Zahl von Viren her. Ein Virus allein wird wohl nicht genügen, um die ganze Welt anzustecken. Es wird irgendwo auf der Suche nach einem Wirt verloren gehen. Da müssen schon ganze Cluster her. Ischgl wird gerne genommen, wenn sich die Österreicher und die Bayern einige Zeit nicht gut verstehen, weil der der Kurz den Söder beleidigt hat. Kurz trinkt vielleicht Wein und Söder Bier! Oje.

Das sehen wir uns jetzt also alles genauer an, indem wir die Gleichungen nochmals diskutieren:

Wir wiederholen: S ist die Anzahl der Leute, die weder infiziert sind, noch infiziert waren. Wie ändert sich ihre Anzahl pro Zeiteinheit (zum Beispiel pro Tag):

**dS/dt = - B.S.I** das sind also jene Suszeptiblen S, die pro Tag neu durch die **I** infiziert werden. Das hat die Gleichung [a] angegeben. Dieser Teil kann nur bei den Infizierten I landen.

Nun besteht aber die Veränderung dI/dt der Infizierten während des Intervalls dt aus zwei Beiträgen, die hier rechts vom Gleichheitszeichen stehen müssen:

- der erste Beitrag zu dI/dt kommt von den Gesunden, wir kennen ihn schon aus Gleichung [a]: **B.S.I**

  Er lässt dI/dt ansteigen, also hat er das umgekehrte Vorzeichen wie in Gleichung [a]. Wie in Ihrer Steuerrückerstattung.

- der zweite Beitrag entsteht durch den Übertrag der Gesundeten zu den Immunisierten (auch *Recovered* genannt). Er ist **A.I** und fehlt ab dann bei den I, hat also negatives Vorzeichen.

A ist wieder eine Proportionalitätskonstante, die wir auch noch nicht kennen und daher wie B später sinnvoll festlegen müssen. I ist der aktuelle Wert der Infizierten.

Hier sind also die beiden Beiträge in einer Gleichung gemeinsam dargestellt, die die zeitliche Veränderung dI/dt der Infizierten I angibt:

**Gleichung [b]**    $dI/dt = B.S.I - A.I$

Der erste Term **BSI** kommt von den Gesunden S, der zweite Term **AI** geht nach den Gesundeten R. Das ist enorm wichtig, denn vergisst man die Gesundeten, also den Effekt der Immunisierung, so wird man ständig in Angst leben und alle möglichen Menschen mit Abstand, Masken und letztlich mit unsinniger, ja sogar schädlicher Quarantäne malträtieren und die Wirtschaft kaputt machen.

Wenn aber wie hier durch Gesundung (und damit Immunisierung) bei fortgeschrittener Epidemie etwa so viele Menschen immunisiert werden, wie laufend infiziert werden, wird sich wie im Tierreich das System selbst ausgleichen. Tiere können nicht zum Arzt gehen.

Man tut freilich gut daran, in der Übergangszeit (Mathematiker nennen das den *Transienten Zustand*), die Anzahl I der Infizierten und damit der später an der Infektion Erkrankten nicht über das von den medizinischen Einrichtungen beherrschbare Maß hinaustreten zu lassen.

Bevor wir uns mit den Konsequenzen unseres Handelns beschäftigen, müssen wir uns noch um die dritte Differentialgleichung kümmern: Gleichung [c]

## 21.13   Gleichung für dR/dt

Nun folgt der dritte Schritt: die Ableitung der Differentialgleichung [c]. Ihr Ergebnis ist der Bezug zwischen der zeitlichen Zunahme dR/dt der immunisierten Personen (Gesundete, Recovered) und der Anzahl der Infizierten. Die Gruppe R verliert man bei der Betrachtung des gesamten Systems in hitzigen Diskussion auf Stammtischniveau leicht aus den Augen, denn ihre Zahl ist nicht richtig bekannt, sie kann nicht gemessen, sondern nur geschätzt werden. Die Gesundeten (und damit Immunisierten) können nicht konsequent mit den

Infizierten korreliert werden, man weiß ja gar nicht, wo sie landen, jedenfalls nicht exakt.

Die Fragen „Aus welchem Infizierten wurde denn später welcher Erkrankte?". und „Welcher Gesundete war früher welcher Erkrankte?" lassen sich nicht beantworten, auch nicht durch andauernde nutzlose und kostspielige Tracing-versuche in Milliarden möglicher Begegnungen, die es schon unter Hunderttausend Menschen gibt. Wenn jemand Aufträge zu einem solchen Unsinn gibt, sollte er vorerst zu einer einfachen kombinatorischen Betrachtung gezwungen werden, wie sie am Gymnasium verlangt wird. Man muss stark daran zweifeln, dass die beiden Gesundheitsminister von D und A das schaffen.

Man weiß nicht einmal, wo die Gesundeten letztlich gelandet sind, irgendwann und wie und wo. Vielleicht ist der Infizierte bereits tot oder später ausgewandert, nach Asien, inzwischen verheiratet und hat drei Kinder oder liegt am Friedhof der Unbekannten Corona Kämpfer-

Daher ist die Zahl der Recovered nicht exakt bekannt. Berücksichtigt man sie aber nicht, vernachlässigt sie buchhalterisch, dann fehlen diese Zahlen in der gesamten Bilanz. Ohne ihre Berücksichtigung hat die täglich Bekanntgabe der Zahl der Neu-Infektionen dI keinen Sinn!

Auch macht die Berechnung von $S_0$ dann keinen Sinn mehr, denn diese Zahl enthält Unzulänglichkeiten ähnlicher Art und ist damit genauso bedeutungslos und irreführend wie dI. Sie macht nur in mathematischen Modellen wie SIR oder SEIR Sinn. Doch da ein solches Modell in seinen Grundzügen konform mit der Realität ist, gibt es bereits mehr gute Hinweise auf das Epidemie-Geschehen, als ein wirrer Klub von Schwätzern.

Also was beschreibt die Gleichung [c]:

Die aktuell zum Zeitpunkt t Gesundeten A.I, die jetzt bei den Infizierten fehlen, kommen zu den bereits Gesundeten R (Recovered) hinzu:

Je größer die Zahl der Infizierten war und je größer die Gesundungsrate dR/dt ist, umso größer ist die Anzahl R der Gesundeten.

Die doppelte Anzahl von Infizierten wird zu einer Verdopplung der Anzahl der Gesundenden (Genesenden, Immunisierten) führen. Es ist logisch, dass die Gesundungsrate proportional zu Anzahl der Infizierten sein muss! Denken Sie einfach mal darüber nach.

Die Gleichung **[c]** für die **Gesundungsrate** lautet daher:

**Gleichung [c]    dR/dt = A. I**

dR/dt ist die Anzahl der Genesenden pro Zeiteinheit. R ist die Anzahl der Genesenen; nicht zu verwechseln mit S, denn S ist die Zahl der Suspensiven, der Gesunden, noch nicht Erkrankten, noch nicht Immunisierten und daher latent Infizierbaren. Sie sind die Quelle der Infizierbaren, und wenn sie (vermeintlich) Gesunde in Quarantäne stecken oder auf Abstand halten oder mit ihnen Unsinn dieser Art machen, dann schonen sie die Betten in den Krankenhäusern eine ungewisse Zeit lang, kriegen aber irgendwann die Quittung für diesen Unsinn. Wie wenn sie den Autofahrern das Auto wegnehmen, damit sie keinen Unfall bauen. Die Anzahl der Beispiele wäre hier unerschöpflich. Doch ob das begriffen wird, ist anzuzweifeln.

Zu solchen S gehören also die in Quarantäne Gesperrten, die in einem Lockdown Verbunkerten, die auf Abstand Gehaltenen und die Zwangsmaskierten. Wenn solche bis dahin wegen einer Verordnung oder selbst gewählter Quarantäne ‚Versteckten‘ entlassen werden, werden sie fast zwangsläufig zu ‚Spreadern‘. Das kann man nicht oft genug betonen.

A  hat die Bedeutung der *mittleren Dauer* jener Krankheit, deren Verlauf wir mit dem Modell beschreiben. Je länger die Krankheit im Mittel dauert, umso größer ist A. Steigt A, dann wird dR/dt kleiner.

Umgekehrt: je weniger Leute pro Zeiteinheit gesunden, umso größer ist A, bei gleichbleibendem I.

Dieser Zusammenhang leitet sich zwangsläufig aus der Struktur der dynamischen Bilanzgleichung ab; man braucht keinerlei biologische, medizinische oder physikalische Gründe dazu. So wenig wie für den Pythagoreischen Lehrsatz.

## 21.14  Das gesamte Gleichungssystem

Das gesamte Differentialgleichungssystem lautet damit:

**dS/dt = - B.S.I**          S, die pro Tag die S-Gruppe verlassen
**dI/dt = B.S.I – A.I**      die Änderung der Anzahl der Infizierten I
**dR/dt = A.I**              die Zunahme der Gesundeten R
**S + I + R** = Anzahl der beobachteten Gruppe (in diesem Fall ganz Deutschland)

In der nächsten Maßnahme werden wir die in den Gleichungen (a), (b) und (c) bisher als **A** und **B** nur formal angegebenen Parameter mit folgenden Überlegungen quantitativ spezifizieren:

- **A** schätzen wir folgendermaßen: angenommen bei 1 Millionen Individuen wäre die mittlere Krankheitsdauer 10 Tage. Daraus ergäben sich 1 Millionen Genesende in 10 Tagen, d. h. 100.000 Genesende pro Tag.

  A steht also offensichtlich in Zusammenhang mit der mittleren Krankheitsdauer.

- Wenn wir **B** vergrößern, erhalten wir bei festgehaltenem S und festgehaltenem I eine größere Anzahl I von Neuinfektionen. B kann daher als Maß für die Ausbreitungsgeschwindigkeit der Krankheit betrachtet werden (*Spezifische Ausbreitungsgeschwindigkeit*), also letztlich als Maß für ihre Virulenz: je größer B ist, umso schneller breitet sich die Krankheit aus.

  Zur Schätzung von **B** nehmen wir beispielhaft für ein Dorf folgende Annahmen her (die Parameter sind willkürlich, aber plausibel gewählt):

  > Im Dorf wohnen 1000 Leute.
  > I davon sind infiziert.
  > Beispielhaft trifft jede Person pro Tag 25 Personen und begrüßt sie mit Handschlag.

  Was wäre dann die Wahrscheinlichkeit im Dorf, pro Tag zufällig einer infizierten Person die Hand zu schütteln:

  $W(B, I) = (I/1000)*25$

  Wir nehmen zunächst einfach an, dass bei einem Handschlagkontakt einer uninfizierten Person mit einer infizierten Person (oder vice versa, was egal ist) für die bislang uninfizierte Person eine Infektionswahrscheinlichkeit von 2 % besteht. Damit wäre die Wahrscheinlichkeit, dass sich eine Person – die einen Tag lang durch das Dorf läuft, das I Infizierte beherbergt, und diese Person an diesem Tag 25 Hände schüttelt – an diesem einen Tag infiziert:

  $W(I) = (1/1000)*25*(2/100) = 0{,}0005$

Wenn sich nun alle unifizierten S und alle I infizierten Dorfbewohner miteinander derart im Dorf bewegen, dann ist die Änderung der Anzahl der Infizierten im Dorf an einem Tag:

**dI/dt = [(2/100)\*(25/Tag)\*1/1000 Personen].I.S**

Jeder der noch nicht infiziert ist, könnte sich also bei diesem *Infektionsprozess* im Dorf pro Tag mit dieser Wahrscheinlichkeit infizieren.

## 21.16   Herdenimmunität

Wir betrachten die mathematische Erkenntnis dieses wichtigen Effekts mit Bewunderung, auch wenn ihn der Präsident der WHO Tedros Adhanom Ghebreyesus für eine Zumutung hält.
Tedros Adhanom Ghebreyesus ቴዎድሮስ አድሓኖም ገብረኢየሱስ |Amharisch| äthiosemitische Sprache, Muttersprache der Amharen im nördlichen Zentraläthiopien
Man sollte auch die Schwerkraft auf Zumutbarkeit prüfen, zumal sie für viele tödliche Unfälle verantwortlich ist. Genau genommen sind alle Naturgesetze Zumutungen, wie irgendwer aus der Denkfabrik des Reichstags jüngst erkannt hat. Wenn irgendwer von den genialen Denkern der politischen Bühne irgendwann auf die Idee kommt, die Gefahr, wie sie aus einfachen Naturgesetzen ständig auf uns hereinströmt, in gleicher Weise wie die Naturgesetze von Pandemien in Augenschein zu nehmen, dann gute Nacht.
Wenn hinreichend viele Menschen immun sind, wofür die Natur in ihrer unendlichen Weisheit sowohl bei den Menschen, wie auch im Tierreich sorgt, so wächst die Anzahl der Infizierten nicht derart stark an, als wenn es eine solche Immunitätsdynamik nicht gäbe.
Als Herdenimmunität bezeichnet die Epidemiologie eine indirekte Form des Schutzes vor einer ansteckenden Krankheit, der entsteht, wenn ein hoher Prozentsatz einer Population bereits immun geworden ist. Zweifler am Sinn dieses Effekts gehören in Quarantäne, sie sollten sich nicht vermehren.

Eine Impfung ist die erfolgreich praktizierte externe Erzeugung von Immunität.

Siehe Kap. 21.17 *Die Ergebnisse **einer*** SIR-Rechnung

Kurz nach dem Ausbrechen der Corona Epidemie wurde auf Basis aktueller Daten des Robert Koch Instituts der Verlauf einer zu erwartenden Epidemie mit einem SIR Modell berechnet. Dazu löst man die drei Differentialgleichungen (siehe 21.14 *Das gesamte Gleichungssystem*) numerisch. Beispielweise mit Hilfe von EXCEL (siehe Abbildung 26: SIR Epidemiemodell Deutschland)

Dargestellt ist die zu jedem Datum gehörige Anzahl der einzelnen Kategorien:

*Lebende | Suszeptible* (nicht krank, nicht immunisiert) *| Infizierte | Immunisierte (Recovered)*

Neugeborene und Verstorbene wurden in diese Abbildung nicht aufgenommen, denn ihre Anzahl und deren zeitliche Änderung beeinflussen das Epidemiegeschehen nur unwesentlich, wie vorhin schon mehrfach detailliert beschrieben und erklärt.

Die pauschale Rate für jede dieser Gruppen (Geburten, Gestorbene) in Deutschland pro Jahr beträgt etwa eine Million. Die pauschale  Sterberate beträgt ca. 850.000 pro Jahr  und wird von Corona kaum beeinflusst.

Aus den SIR-Ergebnissen lassen sich folgende Schlüsse ziehen:

- Die aktuelle Covid-19 Epidemie muss deutlich vor dem Jahreswechsel 2019/2020 begonnen haben: das geht aus dem vom RKI zur Verfügung gestellten, gemessenen zeitlichen Messdatenverlauf für die Infektionsdichte in Deutschland im Vergleich mit dem mit SIR berechneten Verlauf der Infektionsdichte hervor. Aus den Formen beider Verläufe lässt sich der Zeitpunkt der Erstinfektion bestimmen: sie muss lange vor der Entdeckung von Covid-19 in Deutschland stattgefunden haben; spätestens nach 09.2019.

Aus dem Verlauf der Berechnung können wir folgendes entnehmen:

- Bereits am 12.03.2020, also 7 Tage nach dem Erreichen des maximalen Infektionsgrades hielten sich die Infektions- und Immunisierungszahlen in Deutschland mit jeweils 42 % das Gleichgewicht. Nach diesem Zeitpunkt überwog der immunisierte Anteil der Bevölkerung den der Infizierten.
- Die zeitliche Verschiebung zwischen dem Zeitpunkt des maximalen Infektionsgrades und Zeitpunkt des Gleichgewichts von Infektions- und Immunisierungszahl kann man der Inkubationsverzögerung (Inkubationszeit) von ca. 7 Tagen zuordnen.
- Am 05.04.20202 war mit 43,7 % der maximale Infektionsgrad erreicht. Zu diesem Zeitpunkt waren bereits 36,4 Mio. Bundesbürger infiziert. NB: Das bedeutet nicht, dass 36,4 Millionen auch infektiös waren.

- Ab Ende Juli 2020 waren im Mittel von 83,1 Mio Bundesbürgern ohne Impfung ca. 81,3 Mio *asymptotisch* durch Covid 19 immunisiert worden sein. *Aymptotisch* bedeutet hier, dass sich diese Zahlen nurmehr unwesentlich verändern werden. Das geht aus der Bilanz von S, I, R und der Uninfizierten nach Erreichen der Asymptote hervor.
  Deutlich über eine Million Deutsche werden also suszeptibel bleiben (Neugeborene!), d. h. sie weder natürlich durch eine Covid-19 Ansteckung oder durch eine Impfung immunisiert sein. Diese Menschen werden das stille Potential für weitere Infektionen bilden und uns immer wieder an die Pandemi erinnern.
- Dies bedeutet, dass sich in Zukunft mindestens 1,2 % der Bundesbürger, sofern sie nicht künstlich geimpft werden, mit Covid-19 anstecken können.
  Jeder mag nun, bevor er zur Impfung schreitet, das Risiko durch eine solche späte Ansteckung ins Verhältnis setzen zum Risiko durch eine neue Impfung.
  Dass jetzt (Ende November 2020) der Infektionsgrad scheinbar überraschend und vehement ansteigt, liegt am Maßstab, der sich an den 83 Millionen Bundesbürgern orientieren sollte und an der nun steigenden Zahl der Messungen.
- Vernachlässigbar ist die Wirkung der externen Eingriffe der Menschen in die Infektionsdynamik: im wesentlichen durch Abstands- und Maskengebot, die Lockdown- und die Quarantänegebote. Sie haben kaum Einfluss auf das Geschehen: Suszeptible welche durch Quarantänemaßnahmen aus dem Infektionsgeschehen genommen wurden, bleiben infizierbar, können also später infiziert werden. Solche Infektionen werden später immer wieder zu lokalen Anstiegen der Fallzahlen und zu Irritationen führen, sind aber belanglos.
- Der kleine Teil der ‚Zweite Welle' der Covid-19-Pandemie stammt aus unbedeutende Folgeamplituden in den statistischen Verteilungen. Man sollte nicht vergessen, dass es bis dato noch Millionen unerkannte Unifizierte gibt; nach den Messungen von RKI und Johns Hopkins erst etwa eine Million Infizierte. Das widerspricht der Gesamtbilanz und den Ergebnissen des SIR Modells. Die Dunkelziffer muss mindestens 20 bis 30 Millionen Infizierte betragen.

Die Relation zwischen der Anzahl der mit dem **SIR Modell berechneten Infizierten** und der Anzahl der in der Bilanz des RKI geführten **gemessenen Infizierten** beträgt 40:1.

- Daraus folgt wiederum, dass in Deutschland von Beginn **der** Pandemie bis jetzt bereits deutlich mehr Menschen infiziert waren, als man die **ganze Zeit** angenommen hat (April bis November).

  Das wird auch durch die Parallelität der Todesfälle in verschiedenen Grippeepidemien untermauert. (siehe Abbildung 16: Sterbefälle Jährlicher Verlauf 2016 - 2020). Corona fällt hier keinesfalls aus der Reihe.

- Es ist keineswegs ausgeschlossen, dass die angebliche Zweite Welle von Corona schon der Beginn einer neuartigen Pandemie ist, z. B. MERS (Middle East Respiratory Syndrome), wie sie Christian Drosten bereits für 2021 vorhersagt.

Die Wirkung einer Impfung.

Wir gehen zurück in unser Dorf mit den 1000 Menschen und fragen, unter welchen Bedingungen sich die Anzahl der Infizierten in welcher Weise ändert.

Gleichung [b], die wir schon kennen, wird uns das verraten:

[b]     $dI/dt = B.S.I - A.I$

$dI/dt$ ist die zeitliche Veränderung der Infektionszahl.

Ist $dI/dt > 0$, so steigt I mit der Zeit, ist sie kleiner als 0, so sinkt sie. Wir schließen daraus, dass bei $dI/dt = 0$ sich etwas am System ändern wird und wollen herausfinden, was das ist.

Dazu nehmen wir [b] her und setzen dort $dI/dt = 0$

Daraus folgt: $0 = B.S.I - A.I$

Wir ziehen I heraus, so folgt: $0 = I (B.S - A)$

Wir dividieren beide Seiten durch I, so folgt: $0 = B.S - A$. Das wäre der stationäre Zustand für die Infektionsdynamik. Die Anzahl der Infizierten würde sich zeitlich nicht ändern: $dI/dt = 0$

Wenn wir ganz sicher sein wollen, dass die Anzahl der Infizierten abnimmt, dann muss die folgende Ungleichung gelten: $B.S - A < 0$

Durch Umformung entsteht eine Ungleichung für die Suszeptiblen: $S < A/B$

Wie vorhin setzen wir die mittlere Dauer der Krankheit mit 10 Tagen an. Dann gilt: A =1/(10 Tage)

Ist für eine Person die Wahrscheinlichkeit sich zu infizieren wieder 0,0005 pro Tag, dann gilt für S:

A > B.S $\rightarrow$ S < A / B = (1/10 Tage)/ (0,0005 / Tage*Person) = 400 Personen

Wenn also weniger als 400 Personen im Dorf (< 40 %) für die Krankheit empfänglich sind, dann wird sie unter diesen Bedingungen abklingen.

Die schnellste Art dies zu erreichen, wäre eine Impfung. Dann wanderten die Leute direkt ins Lager der Immunisierten. Die Geimpften fehlten in S und befänden sich in R, sie wären sofort resistent.

Der Gegensatz zur Impfung ist ein Lockdown, also das Wegsperren – von Infizierten oder solchen, die für infiziert gehalten werden, also vielleicht sperrt man Infizierte mit Gesunden zusammen; eine Katastrophe; werden die Suszeptiblen also damit tatsächlich vor den Infektiösen geschützt oder nicht, man weiß es nicht, denn auch ein PCR-Test ist nicht hinreichend zuverlässig.

So ist jeder Lockdown, global oder lokal, eine Verzögerung der Bildung von Herdenimmunität und eine perfekte Ansteckungssituation, weil er in ein eingespieltes Geschehen eingreift.

> *Beispiel, Schlachthofsituation*: Dort arbeiten Menschen in einem definierten Bereich. Sie arbeiten, essen oder schlafen, können sich also nirgendwo anstecken und bleiben daher suszeptibel. Eine Situation wie im Lockdown. Nach einigen Wochen der Arbeit fahren sie nach Hause zu ihren Familien. Dort erwartet sie eine Situation, die anders ist. Einige wenige stecken sich an und bringen Corona nach Deutschland in den Schlachthof.

Ein Lockdown hat immer das negative Potential für eine Wiederbelebung der Krankheit und ist daher ein lokaler Rückschlag in einem Cluster. Eben wie am 21.10.2020 im Bundestag beim Gesundheitsminister.

Die ParameterA und B, die wir vorhin verwendet haben, beschreiben wie das Virus ,funktioniert'. Das makroskopische Gleichgewicht kann nur von den Eigenschaften des Virus abhängen. Kann ich aus der zeitlichen Veränderung der Infektionen ablesen, wie sich die Krankheit verändert?

Wenn dI/dt < 0, dann klingt I ab. Wenn also die Anzahl I der aktuell infizierten Menschen abnimmt, dann ist das natürlich im SIR Modell erkennbar, denn dieses berechnet die Anzahl der Suszeptiblen S, die Anzahl der Infizierten I und die Anzahl R der Immunisierten und deren zeitliche Verläufe.

Wenn das RKI jeden Tag nur die Anzahl der Infizierten bekanntgibt, die hinzukommen (*neu Infizierte*) und mit denen weiter gerechnet und argumentiert wird, dann bleiben die Suszeptiblen S und die Immunisierten R (Recovered) unberücksichtigt. Doch jede Gruppe in der gesamten Bilanz muss berücksichtigt werden, nicht nur jene der Infizierten, sonst ist das Ergebnis sinnlos und irreführend. Nur die Angabe der gesamten Bilanz bestehend aus S, I und R ist aussagekräftig. Siehe Abbildung 26: SIR Epidemiemodell Deutschland:

## 21.17  Die Ergebnisse einer SIR-Rechnung

Kurz nach dem Ausbrechen der Corona Epidemie wurde auf Basis aktueller Daten des Robert Koch Instituts der Verlauf einer zu erwartenden Epidemie mit einem SIR Modell berechnet. Dazu löst man die drei Differentialgleichungen (siehe 21.14 *Das gesamte Gleichungssystem*) numerisch. Beispielsweise mit Hilfe von EXCEL (siehe Abbildung 26: SIR Epidemiemodell Deutschland)

Dargestellt ist die zu jedem Datum gehörige Anzahl der einzelnen Kategorien:

*Lebende | Suszeptible* (nicht krank, nicht immunisiert) *| Infizierte | Immunisierte (Recovered)*

Neugeborene und Verstorbene wurden in diese Abbildung nicht aufgenommen, denn ihre Anzahl und deren zeitliche Änderung beeinflussen das Epidemiegeschehen nur unwesentlich, wie vorhin schon mehrfach detailliert beschrieben und erklärt.

Die pauschale Rate für jede dieser Gruppen (Geburten, Gestorbene) in Deutschland pro Jahr beträgt etwa eine Million. Die pauschale  Sterberate beträgt ca. 850.000 pro Jahr  und wird von Corona kaum beeinflusst.

Aus den SIR-Ergebnissen lassen sich folgende Schlüsse ziehen:

* Die aktuelle Covid-19 Epidemie muss deutlich vor dem Jahreswechsel 2019/2020 begonnen haben: das geht aus dem vom RKI zur Verfügung gestellten, gemessenen zeitlichen Messdatenverlauf für die Infektionsdichte in Deutschland im Vergleich mit dem mit SIR berechneten Verlauf der Infektionsdichte hervor. Aus den Formen beider Verläufe lässt sich der Zeitpunkt der Erstinfektion bestimmen: sie muss lange vor der Entdeckung von Covid-19 in Deutschland stattgefunden haben; spätestens nach 09.2019.

Aus dem Verlauf der Berechnung können wir folgendes entnehmen:

- Bereits am 12.03.2020, also 7 Tage nach dem Erreichen des maximalen Infektionsgrades hielten sich die Infektions- und Immunisierungszahlen in Deutschland mit jeweils 42 % das Gleichgewicht. Nach diesem Zeitpunkt überwog der immunisierte Anteil der Bevölkerung den der Infizierten.

- Die zeitliche Verschiebung zwischen dem Zeitpunkt des maximalen Infektionsgrades und Zeitpunkt des Gleichgewichts von Infektions- und Immunisierungszahl kann man der Inkubationsverzögerung (Inkubationszeit) von ca. 7 Tagen zuordnen.

- Am 05.04.20202 war mit 43,7 % der maximale Infektionsgrad erreicht. Zu diesem Zeitpunkt waren bereits 36,4 Mio. Bundesbürger infiziert. NB: Das bedeutet nicht, dass 36,4 Millionen auch infektiös waren.

- Ab Ende Juli 2020 waren im Mittel von 83,1 Mio Bundesbürgern ohne Impfung ca. 81,3 Mio *asymptotisch* durch Covid 19 immunisiert worden sein. *Aymptotisch* bedeutet hier, dass sich diese Zahlen nurmehr unwesentlich verändern werden. Das geht aus der Bilanz von S, I, R und der Uninfizierten nach Erreichen der Asymptote hervor.
  Deutlich über eine Million Deutsche werden also suszeptibel bleiben (Neugeborene!), d. h. sie weder natürlich durch eine Covid-19 Ansteckung oder durch eine Impfung immunisiert sein. Diese Menschen werden das stille Potential für weitere Infektionen bilden und uns immer wieder an die Pandemi erinnern.

- Dies bedeutet, dass sich in Zukunft mindestens 1,2 % der Bundesbürger, sofern sie nicht künstlich geimpft werden, mit Covid-19 anstecken können. Jeder mag nun, bevor er zur Impfung schreitet, das Risiko durch eine solche späte Ansteckung ins Verhältnis setzen zum Risiko durch eine  neue Impfung.
  Dass jetzt (Ende November 2020) der Infektionsgrad scheinbar überraschend und vehement ansteigt, liegt am Maßstab, der sich an den 83 Millionen Bundesbürgern orientieren sollte und an der nun steigenden Zahl der Messungen.

- Vernachlässigbar ist die Wirkung der externen Eingriffe der Menschen in die Infektionsdynamik: im wesentlichen durch Abstands- und Maskengebot, die Lockdown- und die Quarantänegebote. Sie haben kaum Einfluss auf das Geschehen: Suszeptible welche durch Quarantänemaßnahmen aus dem Infektionsgeschehen genommen wurden, bleiben infizierbar, können also später infiziert werden. Solche Infektionen werden später immer wieder zu lokalen Anstiegen der Fallzahlen und zu Irritationen führen, sind aber belanglos.

- Der kleine Teil der ‚Zweite Welle' der Covid-19-Pandemie stammt aus unbedeutende Folgeamplituden in den statistischen Verteilungen. Man sollte nicht vergessen, dass es bis dato noch Millionen unerkannte Unifizierte gibt; nach den Messungen von RKI und Johns Hopkins erst etwa eine Million Infizierte. Das widerspricht der Gesamtbilanz und den Ergebnissen des SIR Modells. Die Dunkelziffer muss mindestens 20 bis 30 Millionen Infizierte betragen.

- Die Relation zwischen der Anzahl der mit dem **SIR Modell berechneten Infizierten** und der Anzahl der in der Bilanz des RKI geführten **gemessenen Infizierten** beträgt 40:1.

  Daraus folgt wiederum, dass in Deutschland von Beginn der Pandemie bis jetzt bereits deutlich mehr Menschen infiziert waren, als man die ganze Zeit angenommen hat (April bis November).

- Das wird auch durch die Parallelität der Todesfälle in verschiedenen Grippeepidemien untermauert. (siehe Abbildung 16: Sterbefälle Jährlicher Verlauf 2016 - 2020). Corona fällt hier keinesfalls aus der Reihe.

o Es ist keineswegs ausgeschlossen, dass die angebliche *Zweite Welle* von Corona schon der Beginn einer neuartigen Pandemie ist, z. B. MERS (Middle East Respiratory Syndrome), wie sie Christian Drosten bereits für 2021 vorhersagt. [91]

## 21.18 Die Wirkung einer Impfung

Eine Impfung reduziert die Anzahl der Suszeptiblen. Also jener, die bisher nicht krank waren und sich daher noch infizieren (anstecken) können.

Erfolgreich Geimpfte können sich nicht mehr anstecken.

Wären alle erfolgreich geimpft, wäre die Epidemie definitiv zu Ende. Das wäre theoretisch eine gute Richtung zur Stabilisierung des Systems, sie ist jedoch praktisch nicht vollständig durchsetzbar.

---

[91] https://www.rnd.de/gesundheit/drosten-mers-virus-konnte-nachster-kandidat-fur-eine-pandemie-sein-DTSQILW4K5AV3MBS4FPCSGMHS4.html

## 21.19  Wirkung eines Lockdown

| Der Lockdown = Das Wegsperren |

Wegsperren hört sich nicht mehr so schlank und harmlos an. Das Gegenteil einer Impfung ist die Bereithaltung eines möglichst großen Teils von S, also Suszeptibler durch organisatorische Maßnahmen, insbesondere durch ein *Lockdown*, also durch ein *Wegsperren (Quarantäne)* oder durch *Social Distancing*.

Vor einer Infektion geschützt, künstlich ferngehalten, kann dieser Anteil, können diese Uninfizierten irgendwann später, jederzeit zu einem neuen lokalen ‚Aufflammen‘ beitragen, was ja zur Zeit (11.2020) auch geschieht.

Man spricht derzeit von einer ‚*Neuen Welle*‘ oder ‚*Zweiten Welle*‘. Die Infektionsdaten jedenfalls suggerieren eine solche Vermutung. Ein solches zusätzliches Geschehen in ein und derselben Epidemie ist unplausibel. Der Effekt ist winzig, nur sichtbar, wenn man den Maßstab passend wählt, doch schon mit der Ankündigung weiterer Wellen kann man Schrecken und Verunsicherung in einer Bevölkerung verbreiten, die die Zusammenhänge nicht durchschaut. So lässt man einfach weitere, zweite, dritte Epidemien erscheinen.

Zur Analyse der Quellen einer Epidemie, deren Verteilerzentren und deren Einflussbereich kann angeblich das *Tracking*, eine Spurenverfolgung behilflich sein. Bei vielen Beteiligten  ist eine solche aber sehr aufwendig und fehlerbehaftet.  Die Kombinatorik liefert uns mit einer einfachen Gleichung die Anzahl N der möglichen paarweisen Kombinationen (Wer küsst wen?) bei n Teilnehmern:

$$N = n*(n-1)/2$$

Bei n=4, also 4 Teilnehmern einer Party begrüßen sich also 6 Paare wechselweise, bei n=3 waren es N=3, bei n=2 nur eines.

Bei n=25 sind es N =25*(25-1)/2 = 300, in einer kleinen Stadt mit 10.000 Einwohnern bereits N = 10.000*9.999/2 = 49.995. Wer wollte ernsthaft so viele mögliche Ansteckungspfade überprüfen und gar verfolgen. Ein solch vielfältiges Tracking würde bald nicht mehr zu handhaben sein, würde falsche Ergebnisse und ebenso viele falsche Schlussfolgerungen liefern. Auch wenn es  einzigen Hinweis auf Infektionspfade geben sollte, wäre dieser mit großer Vorsicht zu genießen.

Die obige Gleichung und die Abbildung 27: Ansteckungsursachen zeigen, dass große kompakte Wohnstätten bedeutsame Orte der Virenverbreitung sind. Zum

Beispiel die U-Bahn. Maßgeblichen Einfluss haben die soziale Nähe der Beteiligen (Verwandte, Freunde, intime Bekannte, transportierende Enge), die geometrische Nähe zueinander (kleine Räume, Zimmer, Säle) und die Temperatur der Umgebung. Ist das so überraschend, braucht man zum Beweis eine elektronische Hilfe?

# 22 Der Ansteckungs- und Erkrankungspfad

Um die biomedizinischen Zusammenhänge in einer Epidemie zu erfassen, müssen alle wichtigen Elemente identifiziert, bewertet und in einen Kontext gebracht werden. Die Infektionsraten sind zwar ein wichtiger Teil davon, sie stellen aber keineswegs die Gesamtheit des Geschehens dar. Im Umgang mit der Corona Pandemie muss man die Zusammenhänge entflechten.

Der erste Schritt dazu ist die *Zuordnung der Corona-relevanten Elemente* in dieser Ordnung. Wir beginnen mit der *Infektion*.

## 22.1 Die Definition der Infektion

Als Infektion bezeichnet man den Eintritt von Mikroorganismen (beispielsweise Viren, Pilze oder Bakterien) in einen Organismus, sowie deren Ansiedlung und Vermehrung. Im weiteren Sinne werden auch Infektionskrankheiten ungenau als Infektionen bezeichnet. Was ist eine *Infektion*?[92] Lateinisch: *inficere* - beeinträchtigen, beeinflussen.
Wir haben die für Corona zutreffenden Elemente gekennzeichnet. Allerdings ist nicht immer ist eine zwingende Zuordnung möglich.

## 22.2 Der auslösende Erreger

Der auslösende Mikroorganismus einer Infektion ermöglicht die Unterteilung in

- Bakterielle Infektionen
- *Virusinfektionen* [93]
- Pilzinfektionen (Mykose)
- Parasitäre Infektionen

Wir konzentrieren uns hier auf Virusinfektionen, denn Corona ist eine Virusinfektion durch Covid-19.

---

[92] konhttps://flexikon.doccheck.com/de/Infektion
[93] https://flexikon.doccheck.com/de/Virusinfektion

## 22.3 Die Herkunft der Erreger

Infektionen lassen sich auch nach der Herkunft der Erreger unterteilen in

* Endogene Infektionen
* *Exogene Infektionen*

Bei *endogenen* Infektionen stammen die Erreger aus der eher harmlosen, körpereigenen Flora, z. B. aus der Darmflora oder Hautflora. Hier ist ein geschwächtes Immunsystem die Voraussetzung für eine Infektion.

Bei der häufigeren, exogenen Infektion stammt der Erreger von außen. Sonderfälle sind die im Krankenhaus erworbene *Nosokomialinfektion* oder die im Rahmen einer ärztlichen Behandlung entstandene Iatrogene Infektion.

Corona ist eine exogene Infektion, also eine Infektion, die von außen einwirkt.

## 22.4 Das Übertragungsmedium der Erreger

Die Übertragung von Krankheitserregern kann auf unterschiedlichen Infektionswegen erfolgen, die von der der Art des Erregers und von seinem bevorzugten Infektionsort abhängen. Das Übertragungsmedium beeinflusst die *Kontagiosität* einer Erkrankung und damit die Geschwindigkeit ihrer Verbreitung. Es können Betrachtungen zu jenen Parametern führen, die die Dynamik einer Epidemie quantifizieren.

Man unterscheidet

* *Kontaktinfektion*
* *Schmierinfektion*
* *Tröpfcheninfektion*

Alle Infektionsvarianten von Covid-19 scheinen möglich. Ihr Wirkungsgrad wäre zu bestimmen.

## 22.5 Die Eintrittspforte der Erreger

Eine weitere Unterscheidungsmöglichkeit bietet die Eintrittspforte der Erreger in den Körper. Man unterscheidet natürliche Eintrittspforten und künstlich geschaffene (*Iatrogene*) Eintrittspforten.

Infektionen über natürliche Eintrittspforten sind u.a.

- *Inhalationsinfektion: über die Atemwege* ; zu ihrer wirksamen Abwehr meint man die Maske gefunden zu haben; ein Trugschluss
- Inokulationsinfektion: über eine penetrierende Hautverletzung
- Perkutane Infektion: über die Haut
- *Permuköse Infektion: über die Schleimhaut*
- Wundinfektion: über eine Wunde

Beispiele für künstliche Eintrittspforten sind z. B. Periphere Venenkatheter PVKs, Zentrale Venenkatheter ZVKs oder Drainagen

## 22.6 Das Befallene Organ

Darüber hinaus kann auch noch das Organsystem, das als hauptsächlicher Eintritt für den Erreger dient, zur Klassifizierung herangezogen werden, also beispielsweise:

- Enterale Infektion über den Darm
- *Respiratorische Infektion: über die Atemwege bzw. die Lunge*
- Urogenitale Infektion: über das Urogenitalsystem

Ein Spezialfall ist die intrauterine bzw. transplazentare Infektion, bei der Erreger über den Uterus bzw. die Plazenta der Mutter auf den Embryo bzw. Fetus übertragen werden.

- Amnioninfektion
- *Atemwegsinfektion*
- Harnwegsinfektion
- Hautinfektion
- Knocheninfektion
- Weichteilinfektion

Covid-19 befällt die Lunge. Deshalb wird Corona als Lungenkrankheit bezeichnet.

## 22.7 Die Anzahl bzw. die Art der Erregerkontakte

- Primärinfektion: Erstkontakt mit dem Erreger
- Sekundärinfektion: Folgeinfektion mit einem zweiten Erreger
- Doppelinfektion bzw. Koinfektion: Infektion mit zwei Erregern gleichzeitig

- Superinfektion: Bakterieller Infekt auf der Basis eines vorbestehenden viralen Infekts
- Reinfektion: Zweitinfektion
- Ein Sonderfall der Reinfektion - vor allem bei Geschlechtskrankheiten - ist die so genannte Ping-Pong-Infektion

## 22.8 Die Zusammensetzung der Erreger

- Monoinfektion: Besiedelung mit einem Erreger
- Mischinfektion: Besiedelung mit mehreren Erregern

## 22.9 Die Übertragung zwischen Wirten

- Horizontale Infektion: Übertragung einer Infektion von einem Wirt auf einen anderen Wirt der gleichen Generation.
- Vertikale Infektion: Übertragung einer Infektion von einem Wirt auf einen Wirt der nächsten Generation (d.h. pränatale, diaplazentare, perinatale und postnatale Infektionen)

## 22.10 Der Bezug zur Geburt

- Pränatale Infektion: vor der Geburt (= Intra-uterine Infektion)
- Perinatale Infektion: während der Geburt
- Postnatale Infektion: nach der Geburt

## 22.11 Der Verlauf

Eine weitere Einteilung bzw. Beschreibung der Infektion kann nach ihrem zeitlichen Ablauf erfolgen: [94]
- foudroyant (hochakut): sehr schneller Beginn
- *akut: schneller Beginn*
- subakut: mäßig schneller Beginn
- chronisch: langsamer Beginn
- latent: Verborgensein über längere Zeiträume
- rezidivierend: wiederkehrend

---

[94] https://www.apotheken-umschau.de/Coronavirus/Corona-Verlauf-Infiziert-erkrankt-schwer-erkrankt-557563.html

## 22.12 Die Region

- *autochthone Infektion*: innerhalb der Region erworbene Infektion
- *allochthone Infektion:* außerhalb der Region erworbene Infektion (z. B. Reisekrankheit)

## 22.13 Die Einflussfaktoren

Der Ablauf einer Infektion ist von zahlreichen Faktoren abhängig, die darüber entscheiden, ob eine Infektion erfolgreich verläuft oder nicht:

- *Art des Erregers*
- *Virulenz des Erregers*
- *Erregermenge*
- *Barrierefunktion des Kontaktgewebes*
- *Allgemeinzustand des Wirtsorganismus*
- *Immunstatus des Wirtsorganismus*

Schon aus dieser Gliederung ist erkennbar, welchen geringen Anteil der Erkenntnis die Aufnahme von Infektionszahlen über den Mechanismus einer Epidemie haben kann.

Daher muss man für die Verfolgung einer Erkrankung folgende Fragen stellen und versuchen, Antworten darauf zu geben, bevor man ganze Länder mit langwierigen und teuren Maßnahmen überzieht.

## 22.14 Der Pfad:

**Exponiert** → **Kontaminiert** → **Infiziert** → Erkrankt → Infektiös → Genesen oder Gestorben

## 22.15 Wichtige Fragen im Geschehen

Wer ist was, was ist was: *exponiert, kontaminiert, infiziert, erkrankt, infektiös, genesen*

Was wird bei RKI / Johns Hopkins gemessen: Infizierte?

Wie sicher kann jemand als infiziert diagnostiziert werden?

Welche von diesen Infizierten sind wann erkrankt?

Welche von diesen Erkrankten sind genesen?

Ist der quantitative Zusammenhang bekannt?

## 22.16 Die Ansteckungsursachen

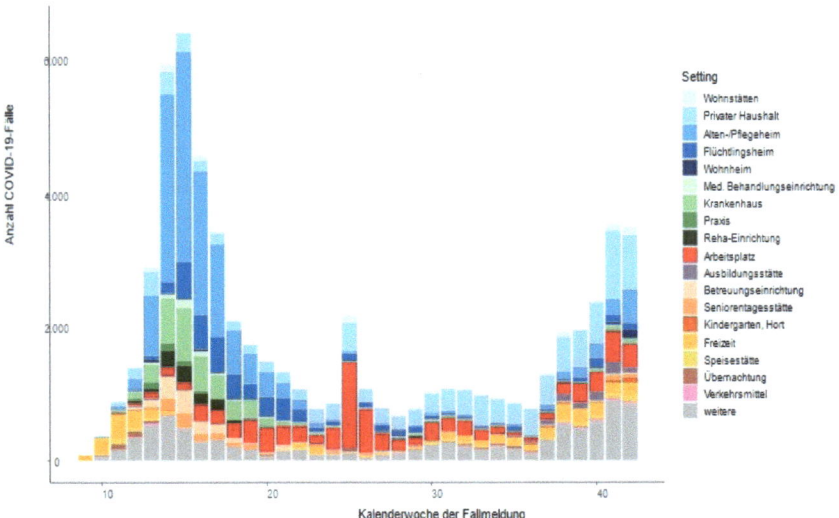

Abbildung 27: Ansteckungsursachen [95]

## 22.17 Erhebung der Daten

Um den Aussagewert von $R_0$ bewerten zu können, muss man die Herkunft und weitere Verarbeitung der Daten kennen. Woher kommen die Zahlen also und was sagen sie aus [96]:

- Als *Neuinfektionen* werden jene Fälle bezeichnet, die im Vergleich zum Vortag bei den Behörden neu gemeldet wurden.
- Das *Bayerische Landesamt für Gesundheit und Lebensmittelsicherheit* (*LGL*) setzt die aktuellen Daten jeden Tag zum Stichzeitpunkt 10 Uhr fest. Da die Bearbeitung weitere Zeit beansprucht, werden sie erst ab 14 Uhr aktualisiert. Um 15 Uhr sind die Grafiken auf dem neuesten Stand.
- Dennoch sind die Daten nur bedingt tagesaktuell: Zwischen einer Infektion mit Covid-19 und ihrer Feststellung können etliche Tage vergehen, die Meldung durchläuft dabei mehrere Stationen.

---

[95] Quelle: RKI 10.2020
[96] https://www.br.de/nachrichten/wissen/warnwert-obergrenze-gemeldete-corona-infektionen-in-bayern,Rt7a9rb

- Nicht jede Infektion wird festgestellt und gemeldet. Da es viele Fälle ohne Symptome oder mit mildem Verlauf gibt, dürfte die Dunkelziffer der Infizierten deutlich höher sein.
- Dem LGL werden die Zahlen von den bayerischen Gesundheitsämtern gemeldet.
- Das Robert Koch Institut (RKI) wiederum bezieht die Daten von den Landesgesundheitsämtern. Durch Verzögerungen bei den Tests und durch Meldeverzögerungen kann das Datum der Zahlen abweichen.
- Um den Meldeverzug an den Wochenenden auszugleichen, werden in der Grafik zu den Neuinfektionen pro Tag die Daten nicht nach Melde- sondern nach Referenzdatum gezeigt. Das RKI stellt dann Diese Daten zur Verfügung.

Das Datenmanagement macht einen recht unprofessionellen Eindruck. Offenbar haben die Leute allesamt niemals auch nur ein kleines Projekt geführt.

# 23 Und Covid-19 in Schweden?

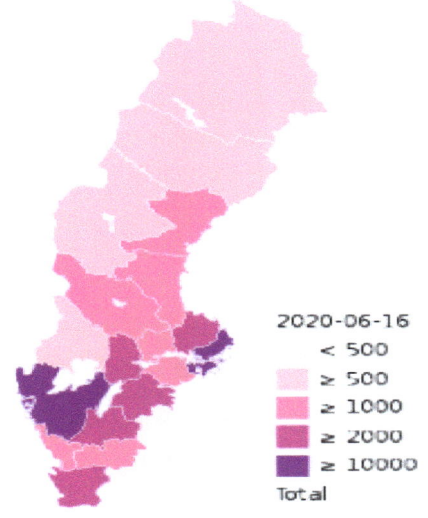

Die COVID-19-Pandemie tritt in Schweden im Januar 2020 als Teil der weltweiten COVID-19-Pandemie in Erscheinung, die 2019 in Wuhan, Provinz Hubei, Volksrepublik China, ihren Ausgang genommen hat.

Abbildung 28: SARS-CoV-2-Infektionen in Schweden

Seit Monaten hat man den Eindruck, Schweden wäre von der Landkarte verschwunden. Warum wird über das Land nicht mehr gesprochen, das einen völlig anderen Weg beschritten hat, mit der Pandemie fertig zu werden.

[97] Die Erkrankung wird auch hier durch das Virus SARS-CoV-2 aus der Gruppe der Coronaviridae verursacht. Die Krankheit gehört in die Gruppe der Atemwegserkrankungen. Am 11. März 2020 stufte die Weltgesundheitsorganisation (WHO) das Ausbruchsgeschehen des neuartigen Coronavirus als weltweite Pandemie ein.

Die schwedische Regierung verfolgte bis jetzt im Gegensatz zu vielen anderen Staaten einen zurückhaltenden Kurs gegen das Virus. In Schweden sind die meisten Maßnahmen zur Eindämmung der Epidemie freiwillig.

*Regierungschef Stefan Löfven* (SAP) erklärte Ende März 2020: ‚Es geht um den gesunden Menschenverstand ... wir vertrauen einander. Wir brauchen keine Verbote.‘

---

[97] https://de.m.wikipedia.org/wiki/Schweden#Provinziale_Verwaltung

*Nils Anders Tegnell* (* 17. April 1956 in Uppsala, Schweden), schwedischer Arzt und Mitarbeiter des öffentlichen Dienstes. 2013 Staatsepidemiologe der schwedischen Behörde für öffentliche Gesundheit (*Folkhälsomyndigheten FHM*) setzt auf Herdenimmunität:

‚Wir arbeiten mit Infektionskrankheiten und wissen deshalb, dass sich dieser Typ von Krankheit weiter ausbreiten wird, bis wir eine Immunität in der Bevölkerung erreicht haben ... einen anderen Weg, um es zu stoppen, gibt es nicht.'

Das war der entscheidende Hinweis eines erstklassigen Fachmanns über die Situation und über die Möglichkeiten, sie einzudämmen: es war die Herdenimmunität und nichts sonst, und niemand schenkte ihm etwas Glauben.

Tegnell wurde 1985 Arzt und spezialisierte sich auf Infektionskrankheiten. Später arbeitete er für die WHO in Laos, wo er bei Impfprogrammen mitwirkte. 2003 erlangte er den Doktorgrad in Medizin an der Universität Linköping. 2004 erlangte er einen Master of Science in Epidemiologie an der London School of Hygiene and Tropical Medicine. 2012 bis 2013 Abteilungsleiter des Schwedischen Instituts für übertragbare Krankheiten. Seit 2013 Schwedens Staatsepidemiologe. 2005 Mitglied der Königlich-Schwedischen Akademie der Kriegswissenschaften (*Kungliga Krigsvetenskapsakademien*).

Tegnell wurde im März 2019 wegen seines Vorgehens in dem von ihm mitentschiedenen Massenimpfprogramm gegen die Schweinegrippe kritisiert. Von 5 Millionen um das Jahr 2009 geimpften Schweden hatte die Impfung bei ca. 500 jüngeren Patienten zu einer *Narkolepsie* geführt. *Narkolepsie* ist eine Tagesschläfrigkeit, die zur Gruppe der Schlafsüchte zählt.

Tegnell selbst bekannte, vom Impfstoff *Pandemrix* wäre seit 2009 bekannt, dass er neurologische Veränderungen hervorrufen könne:

‚Es ist schwierig 400 Kinder mit Narkolepsie gegen 100 Tote aufzuwiegen.' Eine schwierige Entscheidung also.

Seiner Ansicht nach kam die Kritik an ihm allerdings von selbsternannten Experten ohne Fachkenntnisse. War das der Grund, weshalb Schwedens Vorgehensweise derart kritisch beobachtet wurde oder gab es ganz andere Gründe:

- Tegnell spielte im Umgang Schwedens mit COVID-19 eine entscheidende Beraterrolle. Schweden hatte für Heimkehrer aus Risikogebieten keine Quarantäne erlassen und hielt Kitas, Grundschulen, Geschäfte, Restaurants und Grenzen offen.

- Tegnell setzte auf die freiwilligen Maßnahmen der Bevölkerung: ‚Das Wichtigste, was wir jetzt machen können, ist zuhause zu bleiben, wenn wir uns krank fühlen. Das sagen wir jeden Tag und werden das weiter tun, solange die Epidemie anhält, denn das ist die Grundlage für alles, was wir tun', zitierte ihn die Tagesschau.
- Tegnell plädierte für die Aufrechterhaltung des Schulbetriebs, da es für eine wirkungsvolle Schließung bereits zu spät sei und weil Aktivität wichtig sei für die körperliche und seelische Gesundheit der jüngeren Generation. Seiner Meinung nach sollen alle Maßnahmen für die Bevölkerung auch über einen längeren Zeitraum durchzuhalten sein, da er ansonsten schwindenden Rückhalt in der Bevölkerung fürchtete.

Für seine im Ländervergleich geringen Maßnahmen gegen das Virus erhielt Tegnell auch aus Fachkreisen Kritik, wie beispielsweise von *Frederik Elgh*, Professor für Virologie an der Universität Umeå, wie The Guardian berichtete:

- Anfang April wurden in jedem dritten Stockholmer Altenheim Infizierte nachgewiesen. Tegnell hatte zuvor für die freiwillige Isolation älterer Menschen plädiert. Er nannte dies ‚bedauerlich', lehnte einen Kurswechsel ab und nannte die schwedische Strategie nach wie vor erfolgreich.
- Tegnell äußerte, das neuartige Coronavirus SARS-CoV-2 sei nicht aufzuhalten und man müsse die Kurve flach halten, um Krankenhäuser nicht zu überlasten.

Das tut man inzwischen zwar überall, aber man spricht nicht mehr von ihm. Er wird ausgeblendet, obwohl Schweden vergleichsweise besser dasteht, als viele andere Länder.

- Tegnell hatte von Anfang an auch die sozialen Folgen im Blick: Die Einschränkungen sollten nicht zu streng sein, damit die Menschen auch bereit sind, sie über Monate zu akzeptieren.
- Zudem hoffte er darauf, dass auf diese Weise genug widerstandsfähige Menschen an Covid-19 erkranken, um eine Immunität gegen den Erreger zu entwickeln. Laut einem Bericht der Daily Mail vom 19. April 2020 erwartete er, dass in Teilen des Landes schon im Mai 2020 eine Herdenimmunität erreicht werden könnte.

Zugleich betonte er, dass sein Vorgehen keinesfalls aktiv Herdenimmunität anstrebe:

*We believe herd immunity will of course help us in the long run ... but it's not like we are actively trying to achieve it as has been made out (by the press and some scientists). If we wanted to achieve herd immunity we would have done nothing and let Coronavirus run rampant through society.*

Im Mai 2020 deutete er mehrmals Zweifel am schwedischen Umgang mit der Coronavirus-Pandemie an: am 3. Juni 2020 sagte Tegnell, es wäre besser gewesen, von Beginn an mehr Maßnahmen zu ergreifen. Er wollte auf Nachfrage nicht sagen, was genau man in Schweden hätte anders machen sollen. Trotz vieler Todesfälle in schwedischen Altersheimen und zunächst keinem nachhaltigen Rückgang bei der täglichen Zahl der Neuinfektionen verteidigte Tegnell im Juni 2020 auf einer Pressekonferenz seine Vorgehensweise.

Die Anfang Juni sprunghaft gestiegene Zahl der nachgewiesenen Infektionen sei eine Folge der gestiegenen Zahl an Tests. Später traten Testfehler verschiedener Art zutage, eine Folge der Massentestungen.

Am 24. Juni 2020 hatte er in einem Interview einen Teil seiner Strategie im Umgang mit dem Coronavirus bereut. Der Schutz vor einer Ansteckung der Älteren in schwedischen Senioreneinrichtungen sei gescheitert und die Todesrate ‚schrecklich‘. ‚Wir dachten vermutlich, dass unsere alters-segregierte (entmischte) Gesellschaft uns erlauben würde, eine Situation zu vermeiden wie in Italien, wo häufiger verschiedene Generationen zusammenleben. Das erwies sich allerdings als falsch.‘

Am 10. August 2020 sagte Tegnell der Bild-Zeitung vor dem Hintergrund in Schweden stark gefallener Infektionszahlen zu einer allgemeinen Maskenpflicht:

‚Das Resultat, das man durch die Masken erzeugen konnte, ist erstaunlich schwach, obwohl so viele Menschen sie weltweit tragen. Es überrascht mich, dass wir nicht mehr oder bessere Studien darüber haben, welche Effekte die Masken tatsächlich herbeiführen. Länder wie Spanien oder Belgien haben ihre Bevölkerung Masken tragen lassen – trotzdem gingen die Infektionszahlen hoch. Zu glauben, dass Masken unser Problem lösen können, ist jedenfalls sehr gefährlich.‘

Diese Aussage hat kaum gebührende Beachtung gefunden.

Bis 27. Juli 2020 wurde in Schweden Covid-19 bei 79.395 Patienten festgestellt, 2.504 Patienten wurden auf einer Intensivstation betreut und 5.700 Infizierte verstarben.

- Der erste bestätigte Fall der COVID-19-Pandemie in Schweden wurde am 31. Januar 2020 gemeldet, als eine aus Wuhan zurückkehrende Frau positiv getestet wurde.

- Am 26. Februar nach dem COVID-19-Ausbruch in Italien und im Iran traten in Schweden mehrere Cluster auf. Seitdem wurden in jedem Landkreis Personen positiv auf COVID-19 getestet.
- Am 9. März folgte der erste Bericht über die Übertragung innerhalb des Landes bei zwei Patienten, die sich am 6. März 2020 im St.-Göran-Krankenhaus in Stockholm meldeten.
- In allen zuvor festgestellten Fällen war die Kontaktverfolgung erfolgreich gewesen, und es wurden Verbindungen zu Reisenden oder anderen bestätigten Fällen hergestellt.
- Das schwedische Gesundheitsamt reagierte am 10. März mit einer Erhöhung der Risikobewertung der Ausbreitung in der Gemeinde von ‚mäßig‘ auf ‚sehr hoch‘, was das höchste Niveau darstellt.
- Der erste Todesfall wurde am 11. März gemeldet, als ein über siebzig Jahre alter Risikopatient aus der Region Stockholm auf der Intensivstation des Karolinska-Universitätskrankenhauses starb. Er war nicht im Ausland gewesen.
- Ebenfalls am 11. März hatte die schwedische Regierung eine Verordnung verabschiedet, die bis auf weiteres alle Versammlungen mit mehr als 500 Personen unter Strafandrohung verbot.
- Die zulässige Anzahl wurde am 29. März auf 50 Personen reduziert.
- Ab dem 12. März wurde die nationale Teststrategie nur auf Ältere, Schwerkranke und medizinisches Personal angewendet.
- Die offizielle Empfehlung lautet ab dem 13. März, wegen nicht schwerwiegender Symptome zu Hause zu bleiben und keine Bezirksgesundheitszentren oder Krankenhäuser zu besuchen. Dies macht Statistiken aus Schweden mit anderen Ländern wenig vergleichbar, wie aus den Statistiken von 187 neuen Fällen am 12. März und 127 am Tag danach hervorgeht.
- Der zweite Todesfall in Schweden wurde am 14. März gemeldet: eine 85-jährige Frau in der Region Västra Götaland, die einer Risikogruppe angehörte.
- Der dritte Todesfall am selben Tag war ein älterer Mensch in der Region Stockholm.
- Bis zum 15. März gab es in Schweden 1190 bestätigte Fälle, wobei der Landkreis Stockholm am stärksten betroffen war.
- Am 26. März hatte sich die Zahl auf 2840 bei 71 Toten und sechzehn als geheilt geltenden Personen erhöht.
- Die erste als infiziert gemeldete Person, eine Frau aus Jönköping, war einer der 16 offiziell als geheilt geltenden Fälle; die anderen waren zwei

Menschen aus einem Altersheim in Flen und dreizehn Menschen aus Värmland.

- Bis Mitte April war das Virus, trotz Besuchsverboten, in einem Drittel der Altenheime in Stockholm aufgetreten, worauf ein sprunghafter Anstieg der Todesfälle zurückzuführen war.

Tegnell ging davon aus, dass das Virus SARS-CoV-2 ‚nicht aufzuhalten' sei. Er vertrat aber auch die Überzeugung, dass die Infektionskurve flach gehalten werden müsse, um Krankenhäuser nicht zu überlasten.

Tegnell hatte von Anfang an auch die sozialen Folgen im Blick: Die Einschränkungen sollten nicht zu streng sein, damit Menschen auch bereit waren, diese über Monate zu akzeptieren. Zudem hofft er darauf, dass auf diese Weise genug widerstandsfähige Menschen an Covid-19 erkranken, um eine Immunität gegen den Erreger zu entwickeln.

Zu Ende April ging die Gesundheitsbehörde davon aus, dass der Höhepunkt der Epidemie in der Region Stockholm bereits überschritten ist. Ein Viertel der Bevölkerung der Hauptstadtregion soll sich bis Anfang Mai mit dem Virus infiziert haben. Diese Parameter stimmen erstaunlich genau mit den Berechnungen des SIR-Modells überein (Kap. 21 Das S I R Epidemiemodell)

Aufgrund der geringeren Restriktionen verbreitet sich das Virus in Schweden schneller als in Ländern mit einem Lockdown. Um das zu belegen, will Schweden nun auch Menschen ohne Symptome testen:  In zwei Altenheimen der Hauptstadt wurden bereits sämtliche Bewohner getestet. Das Ergebnis: Von den 54 Personen, die keinerlei Symptome aufwiesen, waren 20 positiv.

‚Schweden könnte also tatsächlich auf einem guten Weg in Richtung Herdenimmunität sein.'

Johan Carlson, Generaldirektor der schwedischen *Behörde für öffentliche Gesundheit*, sagte Ende April ‚Das Wichtigste ist, dass Sie sicherstellen, dass Sie die Krankheit unter Kontrolle halten, damit das Gesundheitssystem nicht überlastet wird, und das haben wir bisher geschafft.'

Diese Aussage ist im gerade besprochenen Kontext insofern unverständlich, als sich der reale Sachverhalt aus den von Tegnell vorgeschlagenen Maßnahmen zwangsläufig ergibt. Die Angst der Führung, irgendwelche kleine Fehler zu machen, spiegelt sich hier wider, stattdessen machen sie die riesengroßen.

Am 29. April veröffentlichte die schwedische Gesundheitsbehörde die Entwicklung der *Reproduktionszahl* $R_0$, die schon im Verlauf des April 2020 auf unter 1 gesunken war: Tegnell hatte danach gegenüber dem Sender SVT die Einschätzung abgegeben, dass die Pandemie langsam abebben werde. Er hatte wiederholt erklärt, dass es mathematischen Modellen zufolge möglich sei, dass in Stockholm bereits Mitte Mai Anzeichen für eine Herdenimmunität zu sehen sein könnten.

Tatsächlich kann man das aus Abbildung 26: SIR Epidemiemodell Deutschland entnehmen. Eine Herdenimmunität habe man zwar offiziell nie angestrebt. Der schwedische Weg sei es, die Infektionszahlen so niedrig zu halten, dass das Gesundheitssystem gerade noch standhielte. Die Schweden könnten auch einer zweiten Viruswelle mit dieser Methode entkommen.'

WHO-Exekutivdirektor Michael Ryan hatte Anfang Mai zum schwedischen Sonderweg Stellung genommen:

> ,Anders als andere stützte sich Schweden sehr stark auf seine Beziehung mit seinen Bürgern. Schweden hat die öffentliche Politik durch eine Partnerschaft mit der Bevölkerung umgesetzt. Schweden ist ein Vorbild wie man zu einer Gesellschaft ohne Lockdown zurückkehrt.'

Weiter sagte Ryan, man müsse sich bewusst sein, dass das Virus vorhanden ist. Einzelpersonen, Familien und Gemeinschaften müssten tagtäglich alles tun, um die Übertragung dieses Virus einzudämmen.

,eindämmen' ist kein passendes Wort, denn weder eine Epidemie noc erst recht eine Pandemie kann 'eingedämmt' werden. Sie wird lediglich asymptotisch abklingen, indem sie sich ihrer eigenen Nahrung beraubt. Keine Influenza konnte bisher eingedämmt werden, es wird aber laufend mehr oder weniger erfolgreich versucht das zu tun, wobei es faktisch nicht gelingt.

,Das kann bedeuten, dass wir unsere Lebensweise anpassen müssen. Vielleicht können wir von unseren Kollegen in Schweden etwas lernen ' sagte Ryan. Dass wir unsere Lebensweise anpassen – nicht nur an die Corona Situation – hat eher den Charakter einer Ist-Bestimmung. Sollen wir also tatsächlich der Meinung sein, dass uns unbedarfte Politiker vor dem sicheren Tod retten konnten? Sicherlich nicht. Sie haben vielleicht ihr Bestes gegeben, daber reicht das? Wenn man die Reaktionen der Wirtschaft und der Bevölkerung betrachtet hat stellt man fest, dass es nicht gereicht hat.

Der Tagesspiegel stellt im Mai 2020 fest: ,Schweden hat die Test-Kapazitäten zwar (bis Anfang Mai) ... deutlich ausgeweitet, aber insgesamt wird hier noch vergleichsweise wenig getestet.'

Rund 90 % aller Patienten, die bis 7. Mai 2020 in Verbindung mit Covid-19 verstorben waren, waren älter als 70 Jahre und mehr als die Hälfte lebte zuvor in einem Heim. Also viele bereits kranke Personen waren anfangs auf der Strecke geblieben.

Nach Veröffentlichung des Zwischenergebnisses einer noch laufenden Studie der staatlichen Gesundheitsbehörde vom 20. Mai ging diese aufgrund von Hochrechnungen davon aus, dass bereits über 20 % der Bevölkerung in Stockholm über Antikörper gegen den Covid-19-Erreger verfügten. Spätere Untersuchungen von Blutproben aus diesem Zeitraum zeigten allerdings nur einen Anteil von 10 %. Als positives Zeichen sah Tegnell, dass seit Mitte April die Reproduktionszahl kontinuierlich unter 1,0 lag.

Die Behörde für öffentliche Gesundheit präsentierte am 2. Juni Zwischenergebnisse einer Antikörperstudie. In Blutproben aus der 20. Kalenderwoche (11. Mai bis 17. Mai) waren bei knapp 8 % der unter 20-jährigen, knapp 7 % der 20- bis 64-jährigen und etwa 3 % der über 65-jährigen Antikörper nachweisbar; allerdings mit starken regionalen Unterschieden.

Die im Vergleich zu den Nachbarländern hohen Zahlen an COVID-19-Toten führten zu einem Rückgang des Vertrauens in die schwedische COVID-19-Strategie in der Bevölkerung: das Vertrauen in die Regierung sank von 63 auf 45 Prozent.

Die Volksgesundheitsbehörde *Behörde für öffentliche Gesundheit* verlor ebenfalls an Vertrauen, sie lag aber nach zuvor 73 Prozent immer noch bei einem Vertrauenswert von 65 Prozent. Die Maßnahmen, etwa die geöffneten Schulen, wurden in der Bevölkerung auch begrüßt. Nachbarländer mit verringertem Infektionsgeschehen sparten Schweden bei den Grenzöffnungen aus Sorge vor importierten Fällen zunächst aus. Die Oppositionsparteien kündigten eine Untersuchungskommission noch vor dem Sommer an. Die Situation war also unklar.

Tegnell räumte währenddessen selbst Fehler ein: Es gäbe Verbesserungspotential bei dem, ‚was wir in Schweden gemacht haben'.

Er betonte jedoch, dass die Gesamtstrategie richtig gewesen sei und resümierte:

‚Würden wir auf die gleiche Krankheit treffen, mit dem, was wir heute über sie wissen, denke ich, wir würden irgendwo in der Mitte landen zwischen dem was Schweden und was der Rest der Welt getan hat.'

Am 4. Juni kündigte die Regierung an, künftig alle Personen mit Symptomen zu testen und dafür 5,9 Milliarden Schwedische Kronen zur Verfügung zu stellen.

Unter dem Druck der Opposition leitete Ministerpräsident Löfven am 30. Juni eine Untersuchung zum Umgang mit der Pandemie ein. Eine Kommission soll untersuchen, welche Änderungen vorgenommen werden sollen angesichts hoher Infektionszahlen und einer hohen Todesrate. Die Kommission wurde vom ehemaligen Vorsitzenden des obersten Verwaltungsgerichtshofes Mats Melin geleitet und soll einen ersten Bericht bis 30. November 2020, einen zweiten bis zum 31. Oktober 2021 und einen Abschlussbericht bis 28. Februar 2022 vorlegen.

Anfang Juli beauftragte die Regierung das Schwedische Forschungsinstitut der Verteidigung (*Totalförsvarets forsknings-institut FOI*), das derzeitige System der Krisenvorsorge zu untersuchen und bis November Reformvorschläge zu machen. Das FOI soll sich speziell mit dem finnischen Modell für die Krisenvorsorge befassen.

Schweden setzte von Anfang an auf freiwillige Disziplin und wenige Verbote.

- Von Reisen innerhalb Schwedens, die nicht notwendig sind, wurde abgeraten. Die Restriktion wurde mit Wirkung 13. Juni 2020 aufgehoben.
- Die Einreise von außerhalb der europäischen Freihandelszone wurde am 19. März 2020 untersagt und dann bis zum 15. Juni 2020 verlängert.
- Bis zur Klassenstufe 9 wird weitgehend normaler Unterricht durchgeführt, höhere Klassen werden im Fernunterricht unterrichtet. Dies wurde dadurch begründet, dass es wissenschaftlich keine Evidenzen zu Kindern gebe, dass diese als Risikogruppe oder Überträger des Virus auffällig sind.
- Besuchsverbot ab 1. April 2020 für Pflege- und Altersheime. Personen über 70 Jahren und Risikogruppen wurde empfohlen zu Hause zu bleiben und soziale Kontakte zu reduzieren.
- Gastronomiebetriebe und Handel blieben offen. Auch die Landesgrenzen. In Bars durfte nur noch an den Tischen und sitzend gegessen und getrunken werden, jedoch nicht stehend an Theken.
- Universitäten hatten auf Fernstudium und Heimarbeit umgestellt.
- Am 27. März 2020 verschärfte Schweden sein Veranstaltungsverbot. Es gilt seitdem für Veranstaltungen ab fünfzig Personen.

Absolute Zahlen von Infizierten und Verstorbenen, ebenso wie auf die Einwohnerzahlen bezogene Infektions- und Sterberaten sind aufgrund national voneinander abweichender Zählweisen und unterschiedlich vieler Testungen ohne entsprechende Korrekturen nicht zwischen Ländern vergleichbar: Der Grund dafür, dass seit Anfang Juni 2020 die Zahl der neu entdeckten Infektionen pro Tag steigt, liegt natürlich auch an der steigenden Testrate: zu diesem Zeitpunkt hatte man angefangen, mehr Personen zu testen, auch solche, die wegen völlig anderer Beschwerden ärztliche Hilfe aufgesucht hatten. Damit wurden Covid-19-Erkrankungen entdeckt.

Die Anzahl der neu entdeckten ernsten Erkrankungen, das heißt Fälle, bei denen eine stationäre Aufnahme in einem Krankenhaus notwendig war, sank seit der 16. Kalenderwoche (Mitte April) 2020. Sie betrug am 23. Juli 2020 etwa 32 pro Tag (Mittelwert über die sieben vorangegangenen Tage). [98]

Schweden hatte seinem Land nicht die verheerende Beanspruchung seiner Wirtschaft und seiner Bevölkerung zugemutet.

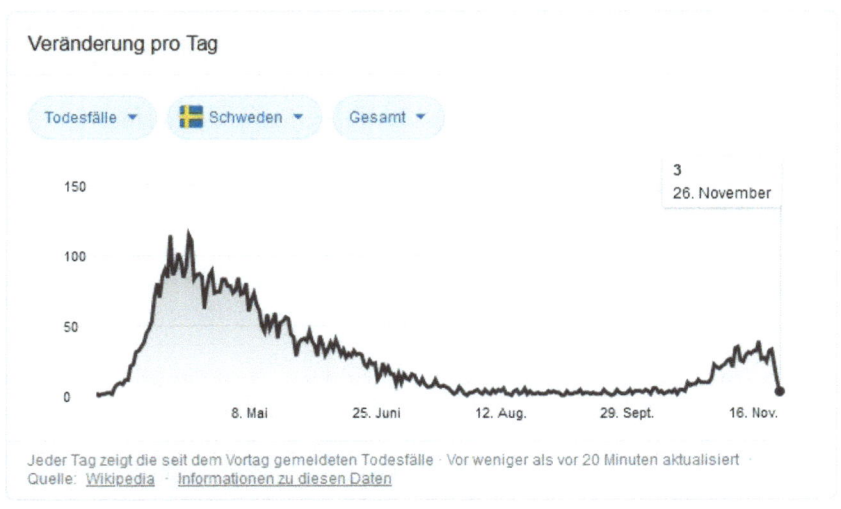

Abbildung 29: Todesfälle in Schweden

[98] https://www.google.com/search?client=firefox-b-d&q=bayern+corona+todesf%C3%A4lle

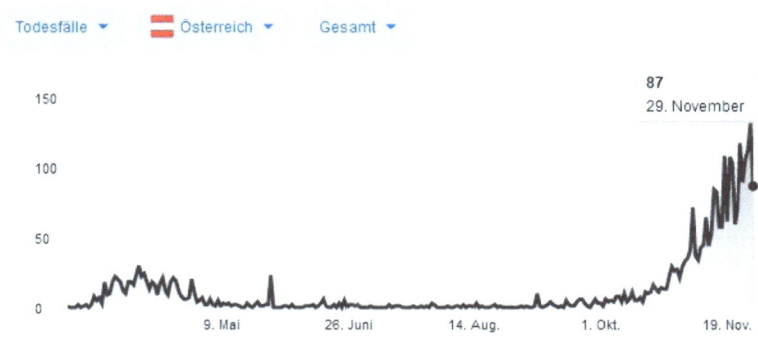

Veränderung pro Tag

Todesfälle ▾    Österreich ▾    Gesamt ▾

87
29. November

150

100

50

0

9. Mai    26. Juni    14. Aug.    1. Okt.    19. Nov.

Jeder Tag zeigt die seit dem Vortag gemeldeten Todesfälle   Vor weniger als vor 10 Minuten aktualisiert
Quelle: Wikipedia   Informationen zu diesen Daten

Abbildung 30: Todesfälle in Österreich

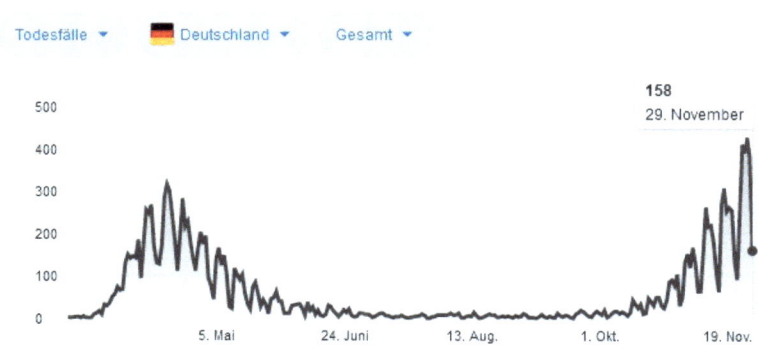

Veränderung pro Tag

Todesfälle ▾    Deutschland ▾    Gesamt ▾

158
29. November

500

400

300

200

100

0

5. Mai    24. Juni    13. Aug.    1. Okt.    19. Nov.

Jeder Tag zeigt die seit dem Vortag gemeldeten Todesfälle   Vor weniger als vor 5 Stunden aktualisiert
Quelle: Wikipedia   Informationen zu diesen Daten

Abbildung 31: Todesfälle in Deutschland

Es waren einmal ...

... schlimmer noch als all die *Klimaleugner* die *Corona Verharmloser* und so durften die Lenker dieses absurden Getümmels behaupten dass ohne ihre weise Führung alles noch viel übler ausgegangen wäre

Und wenn sie nicht gestorben sind so lenken sie heute noch

Werner Hohenberger, Helmut Moldaschl

**Arzt–Patienten–Kommunikation –**
**Ein Patient und sein Chirurg im Zwiegespräch**

Taschenbuch: 213 Seiten,  19.95 €
Verlag: De Gruyter; Auflage: 1 (24. September 2018)
Sprache: Deutsch
ISBN-10: 3110609568
ISBN-13: 978-311060956

2004 erkrankt der Patient an einem Magenkarzinom

Er und sein Chirurg, dem trotz der verheerenden Prognose die Heilung gelingt öffnen sich nach vielen Jahren in Gesprächen und geben tiefe Einblicke in die Wahrnehmung ihrer damaligen Situation.

Gründe für das späte Begreifen von Ursachen und Wirkung wesentlicher Kommunikationsprobleme werden als  Quellen spezifischer Betrachtungen sichtbar.

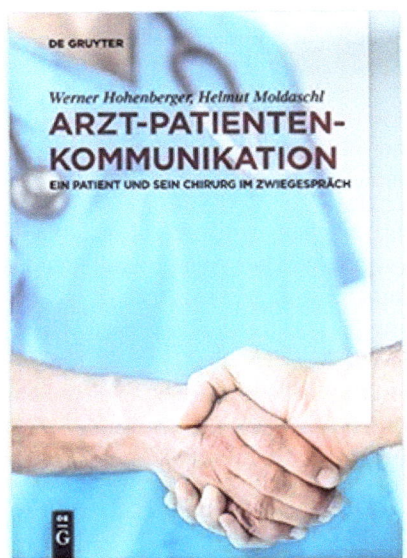

Helmut Moldaschl

**Diagnose Magenkrebs – Eine Autobiographie**

Taschenbuch: 248 Seiten,  8.99 €
Verlag: Books on Demand; Auflage: 1 (14. Mai 2018)
Sprache: Deutsch
ISBN-10: 375285975X
ISBN-13: 978-3752859751

Am Freitag, dem 10. September 2004 erfährt es der Autor.

Unmittelbar darauf beginnt ein monatelanges Ringen um das Leben. Gleich nach der Operation im Oktober 2004 folgt eine Chemotherapie bis April 2005.

Mit alltäglicher Ernährung, langen Radreisen, aber auch konsequenten medizinischen Untersuchungen richtet sich der Autor schon im September 2005 auf die Normalität aus, obwohl der Fortgang nicht immer ganz glatt ist.

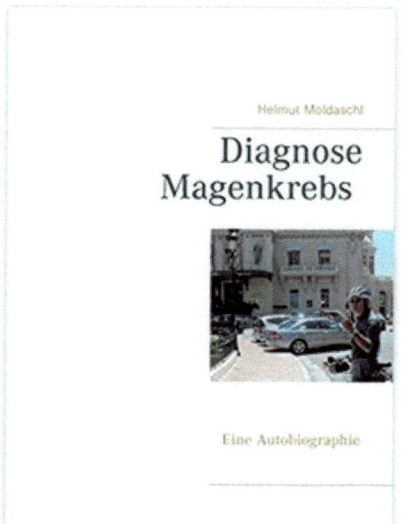

Der Roman spricht nicht nur Patienten an, sondern auch Freunde und Verwandte.

Es wird klar was zu tun ist und was unterbleiben kann, wo die Zeit drängt und wo nicht.

Und vor allem, wie man solche Situationen in welcher Weise bewältigen kann.

Die spannende Beschreibung einer sehr ernsten und scheinbar hoffnungslosen Situation.